我今天
也要
看女兒臉色

觀察憂鬱症女兒的媽媽日記

明天或許也是多雲偶雨，那就順其自然吧！

金雪 김설 —— 著

推薦短語

這是身為第一線的憂鬱症家人，最真切的心情。
有無助悲傷，更有深刻地自責與徬徨。還好有這
麼一本書，作者透過切身經驗，引領「陪伴」憂
鬱症患者的你，從痛苦無邊的絕望中，看見自己
也能繼續前進，長出名為力量的新芽。

——洪培芸（臨床心理師）

初次閱讀本書，感觸良多，家長的心境及病患經歷疾病的過程，掙扎、矛盾、灰心、退縮，甚至憤怒，如人飲水冷暖自知，彷彿是這些年治療兒童和青少年憂鬱症的縮影。憂鬱症絕對不是裝病，很多科學證據都告訴我們，憂鬱症是大腦實質上的病變，學習相信我們的孩子，放下身段傾聽。感謝這些年陪我成長的孩子們與家長，謝謝你們的愛與信任。

——黃正龍（精神科醫師）

觀察憂鬱症的女兒

　　小時候，每次放假，我都會用紅筆在月曆上圈出開學日，每天早上一睜開眼睛，我就會去數離開學還剩幾天，如果還剩下很多天，不知為何，我會感到很安心。我還記得，我的放假日記都拖到很晚才寫。但是時間往往過得比預期更快，隨著沒寫的日記越積越多，我的心也漸趨不安且焦躁。因為懶惰的時間太長，想找回模糊的記憶並填滿日記本會很辛苦。

　　後來，我進入了真正的痛苦和絕望中，我鞭策自己挺過悲傷，努力成為比以前的自己好一點的人。然而，在這過程中，我目睹了女兒的痛苦，那是淒涼且絕望的淚水。過去，我幾乎沒看過女兒這樣毫無防備哭泣的扭曲臉孔。我聽著她痛苦的聲音仔細思考，並意識到這是我不能拖延的作業，在孩子面前，

父母不能不變堅強。孩子的眼淚如同警告，告訴我這是重整如同廢墟般人生的最後機會。

說真的，我到現在還是不太瞭解憂鬱症。我很難解釋連蘇格拉底或愛因斯坦也難以說明的憂鬱症，但是一想到用全身表達憂鬱的女兒，我就會鼓起勇氣。這段時間，女兒不斷表達自己的憂鬱。對這樣的我們來說，只要懷抱著希望，依然會有美好的一天，因此我從一開始就該耐心地慢慢等待。然而，不太會傾聽的我之前沒能馬上察覺這一點。不過我現在明白了，即使抱著痛苦生活，也能發現指甲般大小的希望。

我從女兒那裡收到了名為「憂鬱症」的珍貴禮物。現在是時候撕掉禮物的包裝了。我想在尚未癒合的傷口上塗藥，並珍惜憂鬱的時間。我現在像剛學會走路的孩子一樣，小心翼翼地邁出了一步。我會不急躁地慢慢走下去。

現在，我只有一個擔憂和一個願望，就是不要勉強寫出發洩情緒的文章。我會謹慎地書寫這些經驗。雖然這份反省文也許無法成為消除大家憂鬱傷痕的「滿德壽除疤藥膏」（Madecassol），但希望這能成為引領你走向藥局的溫暖之手。那麼，我就算達到書寫的目的了。

目錄

Chapter 01

這種事居然發生在我們身上

都是媽媽的錯

這個病能治療嗎？

Chapter 04

與憂鬱症同行

這種事居然發生在我們身上

只能觀察

我的女兒今天也躺在荊棘上。

觀察這樣的孩子已經一年了。

眼淚流乾了，

只剩下沉默。

我什麼話都不說，靜靜地躺在孩子身邊。

如果能就這樣永遠沉睡就好了。

我是有情緒障礙的媽媽

今天的心情：多雲

　　原本頭顱早該轉向的胎兒，十個月了還是沒動靜，無論再怎麼按照醫生的指示竭盡全力運動，但是直到產前最後的產檢，胎位始終沒有轉正；最後，我只能以剖腹產分娩。這十個月來，我因為害喜吃了不少苦頭，世界上所有的氣味都讓我想吐，最令人難受的是，房子這個空間竟然是噁心異味的發源地，我吃得下的只有冷凍庫裡的冰塊。因為害喜，我的痛苦不知道有多嚴重，我的臉已經不是產婦的臉，反而像是罹患不治之症，快要死去的患者之臉。

　　我希望生下孩子後，能像找回被樵夫搶走衣服的仙女一樣，馬上飛走。引頸期盼的手術比預定日期提前了十天。凌晨突然肚子痛，因為不確定是不是陣痛，所以一大早就去了醫院，檢

查後緊急決定動手術。我才剛閉上眼睛一會，再睜開就看到老公的臉，以及一個臉紅通通的寶寶正在旁邊哭泣。生育真的是值得祝福且高興的事嗎？這一切只讓我感到困惑。我彷彿做了一整夜惡夢，好不容易才醒來。

我在娘家養好身體回到家，開始正式夜間餵奶後，發現身體的異常警訊。不分晝夜都抱著孩子在房間裡忙碌一個月左右，有生以來第一次感受到這麼奇怪的感覺。那是一種瞬間湧上全身的熱感，即使我在嚴寒的天氣外出，我還是熱到難以忍受，甚至覺得襪子很礙事；就連我餵奶時，汗都不斷滴在地上。我覺得自己之所以筋疲力盡，單純是因為流了太多汗，所以沒想過要去醫院檢查。事實上，當時比去醫院更緊急的是睡眠。

女兒似乎決心不讓我有擔心自己身體的餘裕，一直不斷哭鬧。如果我趁孩子哭累睡著的空檔，小睡一會兒，原本忘卻的搔癢症就會慢慢襲來，我甚至抓到皮膚流血，因此根本睡不著。我明顯變得很瘦，手抖得很厲害，在差點把孩子摔在地上的時候，我決定去醫院。

「甲狀腺機能亢進」，生平第一次聽到這個病名。醫生不以為意地說這是服用三、四個月左右的藥，就會馬上恢復正常的輕微疾病。

　　醫生表示吃了藥之後，我的手就不會再抖，也不會全身搔癢，但我認真吃了藥之後，卻沒有像醫生說的那樣馬上好起來，反而隨著時間流逝，甲狀腺結節像葡萄一樣結石纍纍，最終變成長時間威脅我的甲狀腺癌。我當時並不知道這是如此嚴重的疾病。

　　二十年對抗疾病的生活也改變了我的個性。我不是天性溫和的人，但我也不是一天心情上上下下至少十二次的反覆無常者；然而，我當時的心情震盪程度已到了家人和身邊的朋友都對我感到厭煩的地步。這樣的神經質不知不覺持續到現在。

　　如果我每天不至少放聲大哭一次，就會覺得煩躁且生氣。我是每天和孩子一起哭泣的媽媽。這些精神病症的影響原封不動地遺傳給出生不到一年，什麼都不知道的孩子。甲狀腺機能亢進和產後憂鬱症同時出現，但當時我無法察覺心理的疾病。

那時，我應該先求助，並讓身心都恢復正常才對。由於父母的無知，孩子處在惡劣的養育環境中。孩子的爸爸是個什麼都不懂，沒有常識的人，媽媽則總是像快發瘋似地發脾氣。

「沒有因就沒有果」，這句話是真理。我每天都很努力找出女兒罹患憂鬱症的原因，這總會讓我自然而然地想起二十三年前，那段總是哭鬧、發脾氣，如同地獄般的日子。

因為身心俱疲的母親，連沒有錯的女兒也患病。女兒養著不知何時罹患的憂鬱症，和病症一塊長大。我是一個既疏忽自己，也對孩子的情緒變化遲鈍的母親。我稱讚自己克服了大大小小的困難，並做到這種程度，算是把女兒養得不錯了。直到傷口發炎，膿液流出，病原體完全暴露後，我才埋怨自己的無知，並因遲來的後悔自責。在為時已晚之前，我應該將無止境的自滿和獨善其身思想，從我心中排除。

我必須謹慎地拿出深埋心中的情緒，並拂去灰塵。我決定將這些情緒分為該永遠去除，以及需要撫慰並擁抱的情緒。為了因憂鬱症而痛苦的女兒，我必須做任何我該做的事，我沒有

時間和孩子一起受挫和憂鬱。我開始積極地審視內心的傷痛。但是仔細一看，卻發現比我預期的還要可怕。

我看見了老公這個難以治癒的隱疾。我對老公的埋怨和厭惡，毫無保留地傳遞給女兒，老公也像是不會認輸一樣，狠毒地回擊，每天都惡毒地對我咆嘯，我們對彼此的憎惡充滿了整個家。譴責、埋怨、憎恨的情緒具有很強的感染力，這些情緒被最親近、最愛的孩子轉化成憂鬱和痛苦。

籠罩女兒的憂鬱不是女兒的問題，而是我的問題。我的問題比女兒更嚴重。

似乎被騙了

今天的心情：多雲

無論藥效如何，有些日子就是會特別明亮清朗。

但可能維持不到一天。

颱風般的憂鬱襲來後遠去不到二十四小時，又變成陰天，還突然下起雨來。

因此，我往往不知所措，時時感到迷惘。

每次孩子的心情翻轉，我的心也跟著坐雲霄飛車。

女兒哭泣時，我不能一個人有著開心的臉，看到女兒笑的時候，我也沒辦法一個人哭喪著臉。

前幾天，主治醫生告訴我，不要建議、安慰、責備；如果感到鬱悶，乾脆到孩子看不到的地方去。

大多數的媽媽都不相信孩子得了憂鬱症。

甚至有些媽媽認為孩子在裝病。

說實話，我也是曾有類似想法的人之一。

用這種心態對孩子說的話會成為匕首。

現在，對孩子來說，任何話都是傷害。

仔細想想，這真是可怕的病。

罹患憂鬱症的當事人比任何人都要孤獨且辛苦，但照顧當事者的人卻必須盡量遠離患者，這真是一種奇怪的病。

一整個早上默默看著孩子的我，累得筋疲力盡。

這是親近的人也會一起生病的傳染病。

而且是沒有疫苗的可怕疑心病。

今天媽媽也要看妳的臉色

今天的心情：多雲

　　不知為何，做完運動的女兒一臉清爽地走了進來，我心想：

「她心情好點了嗎？」

　　就像這樣，我第一次的察言觀色活動圓滿結束。今天，開

頭還算不錯。

　　女兒的憂鬱症讓我變成了積極的人。

　　沒想到這能使我成為感激微不足道的事，並為此感到開心

的人。

　　我把目光轉向貓。牠沒有任何動作，只是像塊麵包般靜靜

地趴著，與平時完全不同。

　　沒有翹著尾巴過來蹭我，這是有點奇怪的事。

　　尤其，像麵包般的姿勢是貓咪心情不好或身體不舒服時，

才會有的姿勢，因此我馬上確認了飼料碗。

飼料都吃乾淨了，屋裡也沒有嘔吐的痕跡，看樣子就只是在睡覺。

第二次的察言觀色也順利結束了。女兒和貓一樣敏感，我最近常常因為他們而煩惱。

為了打破尷尬的沉默和寂靜，我找了話題小心翼翼地和女兒搭話。

「今天貓的狀態看起來不太好。」
「我也不怎麼樣。」

哎呀，我的推測又錯了。

唉！我的情緒也隨之低落。

在淒涼寂靜的早晨，睜開眼睛後我突然想起過去一年的經歷，我矇著棉被，強忍著淚水。

雖然我沒有餘裕去觀察他人的心情，但今天還是得觀察女

兒的臉色。

我們這樣真的好嗎？

不，是我這樣真的沒關係嗎？

我不知道何謂幸福

今天的心情：多雲

今天下午，雙眼紅腫的女兒從房間裡走出來。

看起來似乎哭了一整夜，我的心都碎了。

我像京劇演員一樣，改變表情笑著問道。

「哭了嗎？」

「不是，是月經來了。」

生理期前荷爾蒙變化比較大，因此憂鬱感也比以往更大。

我昨天好像也是整天悶在房間裡。

雖然下定決心告訴自己要把精力專注投入日常生活中，但

我感覺全身的細胞都圍著孩子打轉。

女兒被診斷罹患憂鬱症已經一年了。

這期間，我就像話劇演員，完美扮演沒能愛上孩子，所以成為跟蹤狂的媽媽。 我的演技每天都在進步。

我在悄悄上演的獨角戲中，驚嘆自己的演技，但身為唯一的觀眾──女兒，已經知道我不夠真誠。

對女兒說：「妳要開心起來！」很容易。

但過去的我不知道這對孩子來說是多麼艱難的要求。

我忘了，幸福是生活平衡的人才能感受到的情緒。

我也不是那樣的人，卻要求女兒要幸福。

對不起，媽媽對不起妳！

女兒睡得像貓

今天的心情：多雲

　　一天二十四小時中，貓的睡眠時間長達二十小時。據說貓的睡眠時間通常大約是十四小時，其實如果將深度睡眠和淺眠相加，牠們的睡眠時間約達二十小時。人與貓在睡覺時都很平和，看著他人睡覺的樣子，看的人也會有平和的感覺。但是不知從何時起，對我來說，這樣的平靜已經成為一種奢侈。如果孩子像貓一樣平靜地入睡，我能做的只有像狗一樣進出女兒的房間並觀察她。

　　女兒安然無恙的睡覺樣子只能讓我暫時感到安心，在意識到她睡覺時間過長的瞬間，我會感到憤怒。像今天這樣陽光明媚的日子，到外面散散步該多好啊！女兒也深知對憂鬱症患者來說，曬太陽和散步是多麼重要的事，但她卻一直在睡覺。

雖然接受治療已經超過一年了，但離改善日常生活還是很遙遠。孩子真的想擺脫憂鬱症嗎？我常常對此充滿懷疑。如果她希望能有一點好轉，就不會那麼消極吧？如果孩子的生活沒有發生積極的變化，我就會這樣習慣性地懷疑孩子和主治醫生。

　　當子女罹患憂鬱症時，父母最需要警惕的就是懷疑。雖然「憂鬱症會伴隨無力感」這句話我聽到耳朵都長繭了，但看到一直萎靡不振的女兒，我仍不免懷疑她的治療意志。該不會這孩子是抱著報復我的心態，故意躺在床上吧？還是因為不知道如何渡過青春期的艱難而逃避現實？

　　主治醫生表示女兒現在的狀態與懶惰完全不同，身邊親友的懷疑是讓患者最難受的要素，因此千萬不要露出有疑慮的眼神，現在最重要的是全心全意相信並鼓勵孩子。最討厭什麼都不做，只能躺著的人不是別人，就是患者本人，他們現在連一根手指頭都無法按照自己的意願移動。這些我都知道，之前聽醫生說了無數次，這些話沒有從腦海中消失，而是飄盪在我的腦中。

然而，即使大腦能夠理解這些話，我還是覺得女兒這樣太過分了，一年多了都沒有變化，真的很奇怪。現在我懷疑兩點：女兒是否真的罹患憂鬱症，以及她是否真的有治療意願。

　　就像失去光澤而乾枯的花瓣一樣，孩子的青春也逐漸凋零，她又瘦又乾，讓人害怕她會不知不覺碎裂。

每兩天就要崩潰一次

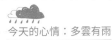

今天的心情：多雲有雨

　　我們每兩天就會崩潰一次，孩子淚崩、我的心破碎。我今天也感覺要爆發了。女兒陷入連自己都無法控制的情緒時，不知是不是因為害怕，總是胡言亂語；每當聽到這些未經思考的話時，我的心也會很害怕，但還是得裝作若無其事地傾聽。即使她像是希望得到建議，我也只能傾聽，如果將她的這些話解釋為「需要幫助」的訊號，並輕率地給予建議，不久後我就會覺得自己要發瘋了。

　　孩子哭了一個小時，也許是因為不想被別人發現自己在流淚，所以哭得很小聲。聽到這樣的聲音，起初會有心碎般的痛苦，但聽久了，會越來越不耐煩，我的手會發抖，會想打孩子的後腦勺，讓她打起精神，不要再哭了。

「最近我做什麼都無法專心。」

說真的，我真的不知道孩子說這句話是想幹嘛，但這也不是什麼新鮮的話題了，所以我盡量平靜地接受。

「當妳無法專心時，可以試著覺察自己無法專心這件事，並且每次都試著盡力專注看看。」
「如果做得到的話，我早就做了！」

孩子的回答像往常一樣，成了射向我的鋒利匕首。
因為說不出話來，所以我沉默了好一會兒，才回了一句（這時候我應該放棄，並閉上嘴巴，但我沒那麼做，因此後悔莫及）。

「媽媽心裡徬徨的時候，會有意識地努力多活動身體。」
（我應該拿出針，安靜地把嘴巴縫起來才對）

聽了這句話，孩子默默哭了起來。我知道她的眼淚不會馬上就停下來，所以努力尋找流淚的原因，明明是我說的話傷了孩子的心，但我當時卻沒有自覺。等她止住了淚水，我忍不住問她哭泣的原因，她說我把她當病人看。真是莫名其妙的話，這是什麼意思？我只是努力安慰孩子，但孩子卻因為我的話受到了傷害。

我很委屈。我急著想追究對錯，但是如果按照自己的個性去做，整個情況會像山林火災一樣越燒越猛烈，所以我忍住了，就是因為這樣，主治醫生才會建議我們盡可能什麼話都不要說啊！

孩子現在需要的不是建議，而是訴苦的對象；我忘了這個顯而易見的事實，說了那些無濟於事的話。如果可以，我好想回到幾分鐘之前，盡量保持平靜的表情，不說話，盡最大的努力傾聽孩子說話。

現在我們母女的關係就像完全錯位後，再也無法轉動的齒輪。如果強行轉動，齒輪就會掉下來，成為永遠無法使用的齒

輪。如果能像機器一樣乾脆換新零件，那該有多好？

　　最近，我常常覺得自己的心已經到了極限。我很想放棄一切，躲去沒有人的地方生活。我討厭人，沒有食慾，還飽受失眠的折磨；我比孩子更常哭，哭得更痛。照顧生病患者的我已經精疲力盡，連迎合患者都非常辛苦。

　　生下這孩子有什麼用？她讓我不幸到要發瘋了。

要一起哭嗎？

今天的心情：多雲

　　女兒如果服用精神科開的處方藥，睡眠時間就會明顯增加。通常精神科會給飽受憂鬱症折磨的患者開鎮定劑和安眠藥，因此患者睡眠的時間會延長，但是一般人睡覺時感受到的幸福和舒適，對他們來說似乎有些特別；因為這是能夠阻止腦中各種負面想法的最佳方法。對孩子來說，只有睡覺時，平和才會到來。

　　以女兒現在的狀況，按時吃飯、去健身房運動都是不可能的。但我認為如果錯過該做的事，日常生活就會變得一片黑暗，就這樣放任時間流逝太可惜了，但硬叫醒她，並敦促她的話，她只會坐著，默默以眼淚訴苦。我很後悔每次與想催促她的心戰鬥後，最終都選擇斥責她。

我今天久違地出門了。雖然颳著冷風，但站在正午的陽光下，可以被撒在頭頂的溫暖撫慰，我想起獨自躺在黑暗中的女兒。看著幾輛公車駛過，不由得流下眼淚：在陽光明媚的日子，孩子卻這麼痛苦。跟朋友見面聊聊天，能讓我暫時忘記我現在的處境嗎？我的心總是因此糾結著。每當有想暫時忘記這一切的想法時，我總是對孩子感到抱歉。因為覺得內疚，我看著手機螢幕打算取消約會。

　　坦白說，我也和女兒一樣憂鬱；每次她說真正需要接受治療的人是媽媽時，我都無法反駁。憂鬱就像慢慢變差的視力，剛開始會感到不舒服，但隨著歲月流逝，會變得像是原本視力就不好一樣自然。對我來說，憂鬱就是如此，我與憂鬱一起生活很久了，久到忘了它的存在，一想到我將這樣的特質傳給了孩子，就很難過。

　　每當心情不好的時候，我會在 Instagram 上留下簡短的文字。Instagram 的特色是將生活的每個瞬間都用照片記錄下來，所以很難完美地隱藏憂鬱的心情，我覺得裝快樂、裝幸福是在

欺騙自己，所以希望如實記錄自己的心情。雖然能因此得到他人的鼓勵，但親朋好友的責罵聲也會接踵而來。如果像今天這樣上傳在咖啡廳喝茶的照片，就會有人懷疑我的精神狀態，批評孩子正因為憂鬱症痛苦，我居然還有這種閒情逸致。

不然我該怎麼辦？

難道一整天什麼都不做，兩個人抱頭痛哭嗎？如果這樣能治好憂鬱症，我有信心二十四小時大聲痛哭。我從來沒想過憂鬱症會進入孩子的人生，並不是每次遇到人生中不如意的事情時，我們都要像漂浮在海上的浮標一樣被捲走、糾纏、吶喊。

我唯一能做的就是展現和往常一樣的生活面貌。我不是比別人更堅強，是因為我能做的只有這個。早上在咖啡廳裡，看著一對年輕情侶甜蜜地笑著，我心中想著躺在床上的女兒，眼前頓時一片模糊。

聽說子女是父母的鏡子

今天的心情：多雲時晴

　　想要改變他人的慾望是狂妄且危險的。這根本沒有必要嘗試，也是不可能成功的，只會自討苦吃。一生都沒能改變自己的人，誤以為子女是自己的所有物，渴望從頭到腳改變子女；像我這樣有這種慾望的人，比任何人都更容易陷入自我催眠中。

　　例如，認為自己是「相當不錯的父母」或堅信自己的子女會成為社會上非常成功的人物，這些信念非常奇怪。這種人通常很容易被他人欺騙，把辛辛苦苦存下來的錢，浪費在無用的地方。雖然我們成為利用他人不安心理賺錢的保險公司，或入學考試補習班等機構的「頭號獵物」，但我們卻誤以為自己做出了聰明的選擇，並因此放心。

　　不入虎口的方法意外地簡單，只要靜下心來一個小時，不，

只需三十分鐘，觀察一下整個狀況即可。如果能掌握自己想做的事情是否接近常識，就會馬上領悟。但通常我們不會安靜地坐著思考，我們總是陷入不逼迫自己，或不訓斥孩子，就什麼都無法實現的錯覺中。現在，似乎是我能夠抓住最後機會的時刻，就像購物台說限量版商品數量所剩無幾，我急忙按下訂購按鈕一樣，這一切都變得十分迫切。

我能看到跑在前面幾步的人，儘管他們與我勢均力敵，且不是具備出色實力的競爭者，但我似乎追不上他們的尾巴。即使是睡覺時，我也能感受到飛奔的感覺。聽說人的心跳加速時，就是慾望產生之時，我的心臟因為慾望而興奮，以可怕的氣勢進行收縮。

「子女是父母的鏡子」，這句話是誰先創造出來的呢？

這話雖然是真理，卻是危險的。父母帶著狂妄的慾望，經歷了無數挫折後，身心俱疲，如果無意間在鏡子中看到與這樣的自己一模一樣的孩子，相信沒有比這更痛苦的刑罰了。把子女視為自己的一部分，並隨意操控的父母所養育的孩子，在心

中建了一座地獄並住了進去，這是多麼不幸的事。

我管教子女的方式很野蠻。我因為低自尊和自卑感，毫無保留地展現病態的靈魂，並直接滲透到孩子的靈魂中。年輕時，我汲汲營營妝點自己的人生，成為母親後，我忙於操控子女的人生。現在已經沒有時間陷在哀嘆之中，我的幸福不能仰賴子女，孩子不能成為我人生的枷鎖，我不要把過去的創傷拖到現在，來折磨自己。我相信我們兩人臉上留下的傷痕很快就會消失。

今天的日記也一如既往地在自我催眠中結束。

女兒得憂鬱症都是我的錯嗎？

今天的心情：多雲

　　今天，孩子的情緒也和往常一樣爆發，勉強支撐著積水的水壩再次崩塌，悲傷的情緒從縫隙中和淚水一起湧出。我還要看孩子流淚多久？還是死了比較好？看著孩子哭的模樣，我的痛苦大到如果只能兩者擇一，我寧願選擇死亡的程度。

　　即使如此，最近我很高興，也很感激看到女兒爆發情緒。我認為女兒的病之所以一直沒好，內向的性格是原因之一。女兒的個性是把真正想說的話都累積起來，不論好情緒還是負面情緒，都獨自煩惱。女兒要表現出情緒似乎需要很大的勇氣。

　　這樣的孩子現在居然毫無顧忌地發脾氣，有時還胡言亂語，像孩子一樣跺腳哭泣。我剛開始很慌張，但現在我知道這是憂鬱症好轉過程中，會出現的行為，所以不再追究是非，或草率

地扮演女兒的人生前輩，我會靜觀其變，有時會裝作不知道，必要時會拍拍女兒的背並擁抱她。

這時女兒往往會出現兩種反應，希望我不要管她的神經質肢體動作，以及因為疲憊不堪，所以隨我高興的無力動作。今天她狠狠地拒絕了想擁抱她的我；孩子的行為常常充滿對我的怨恨，孩子用力把我推得好遠，我走近後，這次又用力將我推出去，並對我說：「別管我！」

就像往常一樣，我無心說出的話讓敏感的孩子心裡產生了疙瘩。在孩子明確表達自己的感受前，我很難理解她說的這些話是什麼意思，但是我把她所說的話全部掏出來重新思考後，就會發現她的話語沒有什麼值得我生氣的。

對罹患憂鬱症的患者不能隨便說話，雖然要盡可能地謹慎，但很難知道謹慎的界線要畫在哪裡。有時說了感覺會讓她心情變好的話，她不笑，這可能代表讓她心情不好，但有時候，思考一百遍後，鼓起勇氣好不容易說出來的話，她卻意外地接受；我實在無法拿捏這些。因此，我最近養成了看她臉色，或是想

說話時猶豫不決的壞習慣。

等待眼淚消失的過程，也一樣痛苦。聽過他人哭泣聲的人應該能理解：哽咽，強忍著哭泣的喘氣，深夜從某處傳來這樣的聲音，我們會產生無法用言語表達的情緒。會有他人的悲傷伸手碰觸我的感覺。我的心較柔軟，是容易對悲傷產生共鳴的類型，所以女兒的哭泣聲也讓我產生了想哭的情緒。我想對她說不要再哭了。

即使是陌生人哭，我們的心情也會受影響，並希望知道哭泣的原因，更何況是自己的孩子在哭，父母的心該有多難受呢？我不知道孩子為什麼哭，也不瞭解她推開我的理由，在什麼都不知道的情況下，那種等待感覺無限漫長。

不論是什麼原因，孩子現在很明顯在埋怨我，那樣的女兒也讓我心裡有所不滿。孩子生病不是父母都有錯，而是媽媽的錯嗎？爸爸在這段時間到底都在幹什麼去了，為何以旁觀者的角色生活？我也是第一次別上媽媽這個標籤，對所有的事情都不熟練，這些事也讓我很吃力。雖然不知道別人是不是在生育

上沒費太多力，也擁有能自然茁壯成長的乖孩子，但我生下的孩子天性敏感，敏感到如果有敏感程度排名，她排世界第二會委屈的程度。我則以每天都在受訓的心情堅持著。

難道我的養育方式有糟糕到要受到如此大的懲罰嗎？我真的很難接受。父母生活不順的時候，暫時離開父母由外婆撫養的孩子何止一、兩個。我為了替孩子的教育提供更好的機會而孤軍奮鬥，這有什麼不對？我只是想找出憂鬱症的病因，就會越想越生氣。我最終發現根源在於家庭環境和養育方式，並自然而然的得出是自己的錯，這樣的結論，同時承擔難以擺脫的罪惡感。

坦白說，因為是第一個孩子，所以我有點貪心。為了能讓孩子跟上大家的腳步，我稍微加快了速度。一直用土湯匙生活的媽媽想讓孩子手裡拿著銀湯匙。如果是在製作銀湯匙的過程中，稍微有些勉強，導致了這樣的結果，那實在太殘酷了。

在精神科候診室候診時，我發現青少年患者的數量多得驚人，因為帶著子女來的父母們，候診室總是擠滿了人。等待看

病的孩子臉上有著孩子的明朗。相反地，坐在他們旁邊的媽媽們，卻是一副想立刻放棄生命的淒慘臉孔。他們在無盡的隧道裡吃力地走著，而且在無比下垂的肩膀上，沉重地掛著巨大的罪惡感。

　　我想問，這一切都是個人的錯嗎？疲憊的媽媽們會得到他人的安慰嗎？為了承擔孩子的精神科看診費，而不顧自己憂鬱的母親數不勝數。我想再問一次，孩子的憂鬱症都是媽媽的錯嗎？

訴說憂鬱的悲傷

今天的心情：多雲

　　我決定不再隱瞞女兒的憂鬱症。不，這不是該隱瞞的事，孩子已經大聲求救，我怎麼可以隱藏這件事呢？不幸中的萬幸是，女兒在一定程度上表現出自己處在戰爭中的情緒。

　　許多患者都用沉默來表達痛苦，從這點看來，女兒不是完全沒有希望。孩子用身心表達自己無法繼續這樣生活下去。剛開始，我從容地以為「憂鬱症大概就是這樣而已吧」，畢竟人生怎麼可能每天都是晴天呢？我以為只要忍耐一下，就能像什麼事都沒發生一樣繼續生活。

　　女兒從小就比較軟弱。從上幼稚園開始，孩子的臉上總是有被捏的傷口，或是被同學打，帶著哭腫的眼睛回家。因為女兒不是和同學打架，而是單方面挨打，所以我非常氣憤，但也

不能叫她打回去，因此心情真的很鬱悶。我下定決心要改變孩子軟弱內向的個性，並選擇了強勢的養育方式。

即使孩子因為身體不舒服，或心情不好而哭泣，我也不會安撫孩子。如果孩子不停止流淚，我就會嚇唬孩子，並極度警惕她不要成長為過於會撒嬌的孩子。但是我往往只要看到勉強止住淚水的孩子，心就會變軟，並以孩子想要的東西補償她。

就像這樣，孩子在缺乏愛和過度保護之間不知所措的父母養育下成長。至今為止，一直折磨孩子的自信不足或自卑感根源，就是小時候的愛不足，或沒能從父母那裡得到安慰。如此算來，孩子的憂鬱從很久以前就開始了。

女兒算是比同齡的孩子更早決定出路。她沉迷於繪畫，從小就展現出引人注目的才能，曾想過其他出路，後來又掉頭走回頭路。如果比他人更快做了決定，就沒有理由再拖延，我認為她應該依序一步步往前邁進，並以考上藝術高中為目標逼迫孩子。

如果希望一次就考上，成績就要保持在上位，為了增進繪

畫實力，我每天必須送她到畫室，我制定了沒有喘息空間的計劃表，把孩子關在裡面。當時因為事業失敗，老公沒有收入，我獨自承擔家庭經濟，所以到了晚上我往往精疲力盡，每當孩子露出疲憊的神情時，我就會以媽媽也很累，堵住孩子的嘴。

孩子依照我的意願升學，但比起高興，我只覺得好不容易過了一個關卡。為了進入美術大學，我們不能鬆懈，想到即將到來的三年比過去三年還要痛苦，我漸漸成了一個可怕的媽媽。當時的我是一個沒血沒淚，像賽博格（Cyborg）一樣的媽媽，我認為只要送孩子上大學，就可以從孩子那裡獲得自由。雖然握著韁繩的手在流血，但卻握得更用力。

孩子也咬緊牙關。她產生了對大學校園的各種幻想，並想像著一上大學就從煩人的媽媽束縛中，解放出來，與現在完全不同且充滿希望的未來。但是，孩子美好的幻想一進大學就破滅了，孩子開始看到社會和大學的歪風，學校也發生了許多令人失望的事，大學似乎已經不再是追夢和實踐理想的地方。

從那時起，女兒逐漸消去的憂鬱開始正式浮現。但那又如

何？大學本來就是那樣的地方，不光是妳上的大學那樣，其他孩子不會在意這些，而是選擇享受二十歲的青春時光，怎麼只有妳對這種事特別敏感？認真畫畫吧！

我認為那是在那個年紀的人都會經歷的事。但另一方面，女兒會留心觀察別人看得不是太深或忽略的東西，我對她具有這樣的眼光感到驕傲，也因為她領悟了一些東西感到欣慰。我樂觀地認為，這所有的過程都將成為成長的基礎。

我能想像的到嗎？誰知道從出生到二十歲，父母和子女之間互動的一切，會逐漸累積起來成為憂鬱症呢？我非常寵愛孩子。雖然孩子的爸爸在經濟上有許多令人遺憾的地方，但是他比任何人都疼愛孩子，我自認為憂鬱症沒有進入的空間。此後，很長的一段時間，我都不承認孩子罹患憂鬱症，現在想起來真的很愚蠢。

現在，我向他人坦誠孩子是憂鬱症患者。儘管朋友勸我這不是值得誇耀的事，但我不在意，因為我深知，如果不剃除過去的痛苦，擺脫憂鬱的道路就會越來越遠。為心靈創傷上藥，

讓傷口長出新肉這件事，不能再拖延了。孩子既然打破了沉默，我決心盡全力幫助她。身為母親，我正一點一點地成長。

　　正如某作家所說：「養育孩子的喜悅會讓人更開心，但悲傷則會讓人更難過。」我想盡情感受快樂，並用全身去接受悲傷。我不會為了逃避不幸的陰影而逃走。因此，我會繼續思考並記錄我和女兒所面臨的痛苦。

被剝奪的資格

今天的心情：多雲

「我要染髮！」

「嗯？喔……好啊。」

孩子表示不想再承受來自媽媽的壓力，並宣布獨立，想染成黃頭髮，這是我從來沒想過的事。我很高興女兒突然宣布獨立，第二個讓我開心的事實是她不詢問媽媽的意見，並慢慢開始注重外貌。因為這兩點，我感受到女兒的憂鬱症正在好轉。

「媽媽，我今天可以和朋友見面嗎？」

「我今天可以吃這個嗎？」

「現在不能睡覺嗎？」

孩子經常問我這種雞毛蒜皮的小事。過去，無論是提問的孩子，還是被問的我，都不知道這是多麼不必要的問題，在治療憂鬱症的過程中，我才產生了為什麼孩子要提出這些問題的疑問。雖然有點晚，但我還是問了理由，孩子表示：這是因為曾有過沒有經過媽媽的允許，就擅自行動後被嚇壞的經驗，所以「連瑣碎的事都要問過媽媽，並得到允許後才能沒有後患」。

　　如果是以前，「我想染髮」「不能染」，我們肯定會這樣吵架，如果不希望繼續吵下去，為了快速打消孩子的念頭，我會告訴她：「不行就是不行！」女兒用「我要染髮」明確表達不再得到媽媽允許的意志。

　　從積極介入治療開始，我就營造了無條件傾聽孩子說話，孩子有想要的可以隨時告訴我的氛圍。不是太重大的要求，我都會按照孩子的意願去做。

　　「染髮應該會很漂亮，年輕時至少可以嘗試一次。」我對此表示肯定，並謹慎地問了女兒想染髮的理由。雖然我勉強答應了，但不知道她是不是知道我其實想反對，所以氣氛變得很

冷，她很生硬地回答。

「怎麼了嗎？」
「單純想換髮色來轉換心情，難道要有特別的理由嗎？」
「媽媽每次染髮都有什麼特別的理由嗎？」

　　我頓時啞口無言。沒錯，換髮色也不是什麼了不起的事，為什麼非要有理由不可呢？孩子的話是對的。反正頭髮會繼續長，所染的頭髮也會褪色，只要再剪掉就可以了呀，何必要詢問原因並得到許可呢？我根本就沒有理由反對。我怕說太多給她我想反對的印象，所以積極贊成。

　　雖然孩子看起來似乎心情很輕鬆，但她並沒有馬上預約美髮沙龍，宣布要染髮的氣勢似乎消失了。我很想知道她拖了好一陣子不付諸行動的理由，所以決定問她為什麼不染髮，她回答說剛開始想立刻染髮，但幾天後，熱情就消失了。其實，孩子最近精神無力的症狀比以往更嚴重，所以我心裡一直很擔心，

她果然又再次陷入無精打采的狀態。

孩子心裡一慌，我也跟著一起發慌，我的心隨著孩子的反應上上下下。如果孩子因為我的反對而出現意志消沉的樣子，我就會坐立不安，並給出與自己原本的立場不同的意見。隨著曾經存在的標準悄悄消失，我的理性停止運作，只有情緒勉強存活下來。像這樣反覆無常，隨時改變且瞬間變化的心情，不僅是孩子，就連有這種變化的我，也感到驚慌失措，而比任何人都更能感受媽媽變化的是女兒。

「到底要怎麼辦……」

每當這時，孩子就會自言自語。是啊！我到底想怎麼樣呢？要接受這種隨時變卦的母親該有多難，又有多荒謬呢？我越想越覺得對不起孩子。

我今天也為了抓住這些不照意願流動的情緒，而寫了情緒日記，這是為了不放任情緒變化所做的努力。因為書寫能給我

思考的時間，所以會自然而然地反省。我是讓孩子無法安心交流意見的專斷母親、固執嚴格的母親，連希特勒也豎起大拇指說：「妳是最棒的獨裁母親。」

最令我慚愧的是，我過去實在太無知，竟然完全不知道自己是問題很多的母親；所有保護孩子的言行，對孩子來說都是監獄。被關在裡頭的孩子遵從我想要的方向，我依據當下的心情，決定有些事可以做，有些不行。今天可以做的事，隔天卻成為不能做的事，每當這時，孩子就會一頭霧水，並為了迎合媽媽的心情而竭盡全力。

偶爾被允許的自由少到就像乾旱時期農田裡的稀疏大豆，遠遠不及孩子想要的，被允許的自由中，也還藏有其他約束和紀律。我比任何人都討厭自己的領域被侵犯，卻不允許孩子進入自由領域。就像過去庶出的孩子無法叫自己的爸爸一聲父親，想拒絕也拒絕不了，想說討厭也沒辦法隨意說出口的女兒，在過了與庶出子相似的生活二十年後，藉由憂鬱症這個重病，表達自我的存在。

世界上所有的父母都把兒女視為自己的心頭肉，特別是媽媽和子女的關係是如此糾結，硬要劃分領域實在沒有意義，即使說我和孩子是一體的，也不為過。我認為孩子歸我所有，所以可以隨我的意願養育，我過去就是如此過分投入媽媽的角色之中，變得自私自利，還錯以為那是母愛。

　　幾天前，我在心理諮詢中心諮詢同樣的問題。諮商師表示，認為子女是自己所有物的父母比想像中多。據說，父母和子女要劃分各自的領域，相互尊重，並建立平衡的關係是非常困難的事，連經常處理相關問題的心理諮商師，也無法擺脫這個問題，她還透過接觸並研究各種案例進行反省。諮商師提醒我，身為父母不是件容易的事，所以不要有罪惡感，雖然我知道這是在鼓勵我，並為我加油的話，但我覺得很慚愧。

　　我不知道該如何以這樣無知的狀態養育孩子。我如同怪手般任何人都無法阻擋的固執性格，以及荒唐的行動被自己賦予正當性，我真希望將過去這樣生活的歲月刪除。無論如何，現在孩子考試不及格，我當媽媽的資格被剝奪了。我的心忐忑不安，因為不知道是否還有機會彌補失去的分數。

拷問

今天的心情：雨

「眼睛為什麼那麼腫？」

「昨天睡前哭了。」

「怎麼了？」

「就是哭了。」

「毫無理由地？」

「嗯！」

　　女兒以一副沒發生什麼大事的態度，告訴我：她哭了，我該感謝她願意告訴我嗎？

　　她哭泣肯定是有理由的，卻不告訴我。

　　難道換了兩個主治醫生後，之前的治療就沒效了嗎？

主治醫生到底都給了些什麼樣的治療？

「媽媽，聽說雪莉死了。」

「怎麼回事？」

「她得了憂鬱症。」

女兒的話聽起來意味深長，讓我的心發瘋似地狂跳。

女兒為了去健身房，換上運動服出門了。

我很怕孩子外出後會做出可怕的事。

我流著冷汗，試著保持冷靜，殷切地祈禱她平安回來。

這段時間我坐如針氈。

就像被拷問一樣。是的，這對我來說就是拷問。

都是媽媽的錯

坐在便利商店裡

坐在便利商店內的椅子上已經過了三十分鐘。

我為了尋求平靜四處遊蕩，最終來到這裡。

即使緊緊抓住飄浮在空中的心，它還是會逃走。

我嘗試在這條艱難的路上穩定日常生活，也想問好多問題。

我想問我所受的懲罰何時才能結束。

我成為連一個孩子都顧不好的母親，只能在孤獨中流淚。

我要用悲傷的力量度過今天。

如果不感到悲傷，就無法把沒能好好養育孩子的事實，

視為已過去的悲傷。

因此，我連對往後的悲傷都要給予肯定。

因為孩子而產生的悲傷，成為我餘生的養分。

這對悲傷的人來說，是一種福氣。

如果有擦掉過去的橡皮擦

今天的心情：多雲

　　我的心無法平靜，難以迎接早晨。現在我能做得最好的事，就是崩潰！

　　這樣下去不行，我下定決心每天都要鍛鍊自己的心，讓心變得強大，但每次發生問題時，都只會再次發現自己的心是如此脆弱。

　　我常常混淆了謊言與真相，並被莫名的眩暈症所折磨；我想尋找的真相漸漸被埋藏在更陰暗的地方。我甚至開始認為真實這種東西，可能打從一開始就是虛構，根本不存在。我產生了「真實」也許不存在的想法。雖然這是我的人生，但我仍不斷懷疑發生在自己身上的事是不是真的。

　　我今天也耽溺在過去，想找人發洩內心的憤怒，如果找不

到可以發洩的對象，我會生自己的氣，若還是無法消氣，我會拿老公出氣，雖然我也知道生氣無法改變什麼，但除了生氣之外，我沒有其他方法。一切都怪老公，老公的無能讓人厭煩，這樣的無能，讓我必須負擔家計，無法在孩子需要媽媽時，幫助孩子，我和孩子的人生會走到這一步都是老公害的。

如果抱怨和責怪他人，我的心就會好受一點。如果不把痛苦的責任推給別人，就無法堅持到今天。我再怎麼想，都覺得自己沒有錯。我認真繳納家裡的支出，人際關係也還不錯。我不敢懷有自己的慾望，並為了生存做出巨大的努力。

我認為生活中的喜悅只發生在電影或書本裡的事，實際的生活味如嚼蠟。雖然我偶爾會對生活感到懷疑，但我想多數人多少都會有這樣的時候，沒什麼大不了的。偶爾我會自責，但沒有浪費太多時間在負面情緒上，我也沒有那麼多時間生病，想像他人的生活樣貌，並懷疑自己的生活也是奢侈的事。

我疏忽的不是別的，就是自己。我最常欺騙的人是自己，雖然常常與自己的身心對話，卻總是忽視自己的需求，儘管現

在才察覺為時已晚，但我還是必須好好審視，並扶起躺在絕望房間角落的自己。

我溺愛孩子，但同時也很努力節制這樣的愛，在過多的愛中保持節制，本身是很痛苦的，但我甘願承受，愛一個人本來就是那樣的。我對某些東西過於敏感，卻對某些東西異常遲鈍，給孩子的愛就是過於敏感；我為了把愛藏起來，故意笨拙地對待孩子。如果心往遲鈍的方向傾斜，我就會往反方向用力，重新找回平衡；乍看之下，這似乎是在尋找平衡，但愛孩子的方式不斷翻轉其實有些奇怪，在媽媽沉醉於尋找平衡的同時，孤獨的孩子在心中培養了憂鬱。

我的生活就像玩俄羅斯方塊，一刻都不能鬆懈，必要時刻預想新方塊的形狀，並排好位置，如果將方塊一一消除，其快樂難以言喻，看到平整的方塊雖然多少會讓人安心，但因為很難預測下一個方塊的形狀，所以總是提心吊膽，累積了豐富的遊戲經驗後，雖然越來越能預測，但還是有隱憂：女兒常常會拿出一塊從未見過的方塊，好似這一局本就注定失敗。好，這

一局搞砸了，我們的人生是否也能像遊戲一樣重新開始？

　　我現在沒有任何能馬上做到的事，因為我無法相信自己，我說過的話和過去的行為像幽靈一樣糾纏著我。雖然過去的生活很艱苦，但是當時的我也在不知不覺中開始夢想著擁有手掌般大小的幸福，如果不曾有過這樣的夢想，絕望不會這麼大。我無法抑制悲傷地倒下，並領悟到，孩子從很久以前就是這樣絕望了。

　　我看著孩子，並用雙手撫摸她，我看了又看，抱了又抱，希望自己流下的熱淚能碰觸孩子冰冷的心。我們已經死過一次了！正因為如此，我們才能堅持下去，過去無法抹去，但我們可以重新站起來。

媽媽，妳不想養我嗎？

今天的心情：多雲

　　以前的我如果揹著剛滿周歲的孩子出門都會好開心。孩子能吸引大家的目光，烏溜溜的眼珠透著聰慧，人們會停下腳步看孩子，並讚不絕口地誇獎孩子很漂亮，每當這時，我的下巴就會不知不覺抬高。女兒比同齡的孩子更早學會說話，比起幼兒語，她更常模仿大人說話，所以沒有幼兒特有的舌頭短音，有時聽到女兒說話的人，會很驚訝幼兒能說出這種話。

　　「媽媽，給我牛奶。」

　　「媽媽，我討厭香蕉。」

　　孩子能熟練地表達情緒。有一天，她經過玩具店門口時開

始耍賴，我把她揹在背上看玩具，但她不想只是看，「媽媽今天沒錢，我們走吧。」這不是為了聽孩子的回應所說的話。雖然只是自言自語，但不可置信的話語，從孩子口中冒了出來。

「銀行，銀行」
「嗯？妳說什麼？」
「妳要去銀行嗎？」

我因為產後腰部疼痛，無法盡情揹孩子。因為腰痛我解開背帶，想暫時把女兒放下來，但她卻開始哭鬧。

「寶寶，媽媽的腰好痛。我想稍微躺一下。」
「不，不，媽媽沒事，媽媽要忍住。」
「妳說什麼？妳叫我要忍耐？」

她的用詞能力足以讓人懷疑自己的耳朵。

我忍不住懷疑她晚上不睡覺也是故意的。孩子一切都學得很快。她很早就能認人，很快就學會說話，也不再需要包尿布。在學說話的同時，她對文字也很有興趣，雖然沒教過她，但在背上的她能唸出許多招牌，養孩子的喜悅與日俱增。很多人建議我檢測孩子的智商，我開始好奇我們的孩子是否真的是天才。最重要的是，我覺得放任天才孩子不管是錯誤的，並且從聽到智商檢測結果的那一天起，我重新建立了人生目標。

　　我開心到無法相信自己生下了這樣的孩子，從那天起，孩子成了我的驕傲，我逐漸改變，開始被教導孩子的強迫感所束縛。此後，陪孩子玩不是真的在玩，而是在學習，提高智商的積木堆積如山；在偽裝成遊戲的學習時間，如果孩子注意力不集中，我就會默默壓迫孩子。到了三歲時，孩子嘴裡再次冒出令人難以置信的話。

　　「媽媽，妳不想養我嗎？」

我當時只覺得她是個詞彙能力出眾的孩子，能說出各種稀奇古怪的話，並沒有真正察覺孩子感受到的困難。從那時起，我就成為一個無法讓孩子信任的母親，我無法讓孩子相信我願意繼續養育她，我只把焦點放在孩子的聰慧上，苦惱該如何才能讓孩子更聰明。我沉醉於孩子的聰明才智，過著愚蠢的日子，就是從那時起，我的包包裡總是放著各種止痛藥。

　　我當時認為審視自己的心是在浪費時間，我熱衷於無法滿足的貪慾，不滿意小小的喜悅。智慧漸漸離我遠去，即使走下坡我也堅持奔跑，過著愚昧的生活，我痛苦的根源就是貪慾，我就像希望彩券中獎的人一樣，只追求虛幻的幸福。

　　「媽媽，妳不想養我嗎？」

　　我看著前方跑了太久，到現在才回答這個問題。

　　「不，我想回到最初，重新養育妳，從妳出生的那一刻開始。」

關鍵時刻

今天的心情：雨

　　今天是「媽媽諮詢時間」，所以和孩子一起去了精神科。「媽媽諮詢」是指回到不想揭露的過去的旅行，這是將當時的養育環境和扭曲的父母態度帶到現實，並正面審視的痛苦時刻。雖然疼痛、血流不止，但必須擦去血跡，縫合傷口並上藥。如果要這麼做，就必須回想起那些我希望忘記的過去，回到人生的陰暗面，走進當時已經通過的暗巷。這是任何人都無法一起渡過的孤獨時刻，這樣的孤獨像岩石一樣又大又沉重。

　　過去的我相信有特別的人生，只要夠努力，我也能變得特別。我曾經相信自己可以送給孩子一個獨特的人生。但是，我現在知道這個世界不存在什麼特別的東西，我也領悟到，特別的東西不一定都是好的。

我將過去沒出息的自己記錄下來，慢慢地重新閱讀記錄上密密麻麻的傷口，讀完記錄後，我發現過去的自己不是好人。從領悟到這點起，我才漸漸成為一個不錯的人。如果人類只能透過體驗才能改變，那麼我應該欣然體驗刻骨銘心的瞬間，只要渡過眼前的難關，就有希望成為稍微有些改變的人。

　　千萬不要失去勇氣！

後悔的溫度

　　我那獨一無二的女兒，是如同我骨血的孩子，是即使付出一切也不覺得可惜的寶貝。我對孩子的愛多到讓別人覺得誇張，我認為母愛就該是這樣，也認為父母為了子女可以無條件犧牲。

　　直到有一天，孩子表示不希望我犧牲自己去愛她，如果我已經這麼做了，希望我現在就停止。

　　她說自己希望的愛不是那樣的。子女看到為了自己而犧牲的媽媽，就會想要用更大的犧牲來報答媽媽，這會讓兩個人都變得不幸。聽到這句話，已經讓我感到不幸，孩子的這句話就像一把匕首，讓一切都變得不對勁。

　　原本媽媽和女兒一起唱著只有兩個人知道的歌，結果女兒先停了，但媽媽很難停止，儘管女兒從一開始就唱錯音調和節

奏。女兒露出了厭煩的表情逃得遠遠的。

　　據說，女人生了孩子，就像臉上刺了無法消除的刺青。我愛刺在我臉上的刺青。也許是怕刺青會消失，所以煞費苦心，如果刺青模糊了，就會再刺一次，我確信這個刺青很適合我，但那只是我一廂情願而已。

　　孩子穿的所有衣服、跳的所有舞蹈、說的所有話語、她想做的所有事，這一切即使微不足道，我都希望能讓她不留下後悔，但我卻沒能讓她盡情地玩，並盡情地做自己。現在才後悔地哭泣又有什麼用呢？

無法訴苦

今天的心情：雨

何必為生活的片段哭泣？人生本身就是可泣的。

塞內卡

在藝術書展上，遇不到像我一樣上了年紀的人。有必要非得來這裡確認悲傷嗎？我不知道自己是想向展現藝術才能的青年們確認些什麼，才穿過下雨的街道來到這裡。難道是來確認女兒沒能加入燦爛青年們的事實嗎？雨天的濕度和年輕人散發的熱情交織在一起，令人窒息。

孩子從小的目標不是考上藝術大學，而是過著可以畫畫的生活，畫畫的時刻對孩子來說是快樂的。已經是成人的我知道這是因為不是為了達到某個目的而畫，所以才快樂。因為是大

人，所以我們會擔心遙遠的未來，而忽略眼前的幸福，我知道畫畫很難達到或完成某些事，也知道自己的夢想對上艱難的現實，就會讓人感到失落，因為這種失落，我們會感到不幸。

我以各種理由長期阻止想過畫畫生活的孩子，而孩子用一封飽含自我意志的懇切的信說服了我。但是今天，這裡沒有當時健康的孩子，擁有閃亮創造力的孩子到底到哪裡去了？

女兒被診斷罹患憂鬱症後，我首先幫她報名了健身房。雖然醫生的建議有了一定的作用，但我希望她能擺脫生活得日夜不分的意志，也非常強烈。女兒晚上被失眠折磨，白天還要上學，所以幾乎每天都睡眠不足。

雖然運動是必要的，但認為必要的只有醫生和我。今天繳納健身房續約費用時，我認為孩子必須繼續運動，所以沒有徵求她的意見；在這之前，孩子曾多次哭訴自己的人生沒有選擇權，大部分的選擇，都是在媽媽的勸說下所做的，她沒辦法隨意拒絕。也就是說，孩子不開口說話的行為，並不是一朝一夕造成的。

孩子的行為是從很久以前就產生的壓力和不滿，慢慢累積起來的，如果我當初就察覺，並好好應對的話，就不會像現在這樣。不知為何，我現在只把精力集中在善後，我為什麼沒能觀察到憂鬱的花朵正要綻放的小山坡，以及最終無法結出善果，卻依然撒下的種子呢？

　　我今天也在日記寫下無法對人訴說的悔恨。

痛徹心扉的告白

今天的心情：雨

　　正當我忙於制定無用的計畫來撫養孩子時，我們發生了很多事，孩子得了憂鬱症，我則陷入悲痛之中。今天我突然決定要把造成孩子憂鬱的行為，寫成句子，出乎意料的是，句子的數量比想像中多，比起那些造成憂鬱的行為，把這些行為用文字寫出來更難。

　　我讀了自己寫的句子，覺得很羞愧，過去沒能意識到的言語暴力，也讓我無語。這是真實的人生告白，每一句話都像仙人掌的刺，根根刺著我。自我揭露總是需要勇氣，雖然也曾害怕他人的眼光，但是現在只要孩子健康，不管別人罵我什麼，我都有自信接受。

　　我無論如何都想把這些經歷記錄下來。我寫下的句子中有

暴力，也有傷害，這些一一暴露的傷口，是我靈魂的本質，我無法將記錄單純視為記錄。這些告白之所以生動且痛苦，是因為我面對的是，一直以來無法感同身受的孩子的痛苦，也暴露出我令人寒心的言行。

我現在能做的，只有把這十九種行為寫出來，反覆閱讀、咀嚼，安慰受傷的孩子和自己的靈魂。我的想法成了文字，文字轉化成行動，在行為成為習慣，習慣成為性格後，孩子罹患了憂鬱症。今天我希望透過刻骨銘心的告白，用懇切的心來阻止性格變成命運。

1. 為了讓孩子成為特別的存在，我用力逼迫孩子，實則是自己陷入自卑，沒能成為值得孩子學習的榜樣。

2. 總是因為各種原因表現出無精打采、懦弱、憂鬱的樣子，妨礙孩子成長為活潑且有自信的孩子。

3. 不太能接受並理解孩子的不足之處。

4. 不承認孩子具有的優點和特殊之處，透過與他人比較侮辱

孩子，並使其感到羞恥。

5. 自以為做了所有父母能做的事，比起溫暖的話，更常做冰冷的評論，讓孩子感到缺乏愛。

6. 讓孩子總是在思考該怎麼做，才能得到父母的愛和認可，並要求孩子無條件順從父母。

7. 以過分嚴厲和威權的方式養育孩子，且忽視孩子的意見。

8. 沒有注意到孩子的情緒變化，只把自己的情緒放在第一位。

9. 不考慮孩子的處境，或事件的前後脈絡，只進行冰冷的評論。

10. 無視孩子的快樂，也不參與她的生活，卻給她比同齡的孩子更多的限制。

11. 過分嚴肅。

12. 認為接受失敗並學習的過程，是浪費時間。

13. 訂了太多孩子需遵守的規則。

14. 告訴孩子她沒達到我的期望，讓她感到絕望。

15. 對孩子很嚴格，實則是害怕且不知道該如何解決與孩子的

衝突。

16. 為了讓孩子聽話，控制並壓抑孩子。

17. 不給孩子休息的時間。

18. 養育方式缺乏一貫性。

19. 沒意識到自己的養育問題，這是最糟糕的。

Cosplay 好媽媽

今天的心情：多雲

・內向、軟弱、容易受傷。

・自尊心強，有適當的野心，但也比較固執。

・容易對他人的情緒產生共鳴，有時會偷偷替對方操心。

・不需要緊張的事情仍然特別容易緊張，並因此受折磨。

・喜歡審視並客觀地批評自己。

・有自訂的嚴格道德標準。

・謙虛、害羞、認真。

　有上述性格的孩子，不論在何處都會被稱讚是有禮貌的好孩子，比較明顯的缺點是像媽媽，所以特別敏感，而敏感往往掩蓋了這些優點。

　母親以比任何人都深厚的愛對待孩子，但也是世界上對孩

子最嚴厲、最可怕的人，女兒一直接受到這兩種截然不同的訊息。自尊心低下的媽媽總是失去重心，不知所措，孩子在成長過程中，必須一直配合媽媽的節奏跳舞，所以非常辛苦，也總是很混亂。

我為什麼沒能成為好媽媽呢？

孩子出生後，應該成為好媽媽的強迫症被自動輸入我腦中。快樂的家、優質的食物、平和溫暖的氛圍，以及最好的教育環境，我希望能完美具備這一切，但是我想要的東西總是不夠。

情況越糟，想獲得的心就越迫切，我陷入了不管用什麼方法，都要把孩子培養得像他人一樣優秀的執著中。我代替老公負擔家裡的經濟，深夜回家發現等媽媽的孩子自己隨便弄飯吃，並且在客廳睡著了。抱著孩子回房時，還被地上滾來滾去的飯碗絆到了腳。

當時我怕孩子會聽見我的哭聲，往往在夜裡無聲哭泣，年幼的女兒感到孤獨時，我總是被罪惡感所折磨。在特別疲憊的日子裡，我因為教養問題，在心裡不斷罵老公髒話，但因為對

這樣的自己感到失望，我會馬上反省，並再次振作起來。那是一段儘管不斷努力，仍會馬上筋疲力盡的生活，當時的生活讓我耗竭。

雖然我比任何人都更想做好每一件事，但整體條件卻越來越惡劣。身體的疼痛，讓我日漸遠離我想要的生活；我的自信下降，心情變得很急躁，總是覺得自己會受挫或失敗。我像是被什麼東西追趕著。

我的童年是不幸的，才五歲，就害怕母親會拋棄自己與小自己四歲的弟弟。每天晚上我都要看著為了等爸爸，而在大門外站幾個小時的媽媽，因此無法安穩入睡。我常常聽到天要塌下般的嘆息，也在媽媽臉上發現陰影，媽媽是不幸的人。上國中後，我決心成為媽媽的守護者，如果不想讓媽媽離開我，我就要做媽媽喜歡的事，如果要這麼做，只能把自我丟開。

我漸漸成為一個更憂鬱的孩子，雖然我經歷了許多曲折，但當時很多孩子都有相似的痛苦，因此我認為這是很多人都會有的家庭生活，只是我在心裡告訴自己，不要給我的孩子帶來

同樣的痛苦。童年的痛苦妨礙健康自我的形成，透過諮商，我得知我潛意識中的負面情緒，在養育子女上產生了影響，這是意想不到的事。已經遺忘的不幸過去，被召喚出來，讓我難掩內心的慌張。結果，我的不幸還是傳給了孩子，我是不是一開始就沒有成為好母親的資格？

現在孩子在痛苦地喊叫，身為父母不能坐視不理。即使沒有信心能做好，也要盡可能地嘗試一切可以做的事，因為我仍然想成為好媽媽。想做到這一點，首先必須揭開支配我的憂鬱帷幕，我必須立即阻止讓自己陷入絕望的憂鬱。換一副「新眼鏡」看自己的心，我必須先正視快要摧毀自己的焦慮情緒。

我現在要學習如何不與焦慮戰鬥，以及與其共存的方法，我也必須學會與恐懼成為朋友，並與之共同生活的智慧，同時和曾經支配自己的不幸過去和解，並認可過去愛孩子，卻也討厭孩子的平凡自己。我愛我的女兒，因此我在一定程度上，還是可以成為一個好媽媽。

讓孩子陷入痛苦的話

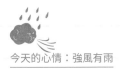
今天的心情：強風有雨

　　我對孩子的態度很世故，動輒用威脅命令孩子，脅迫不成，就改用懷柔的方式，這樣的行為就像徘徊在巷子裡收取地盤費的小混混，如果各種方式都沒有效果，我會感到恐懼。雖然是自己的孩子，但也因為是自己的孩子，所以才會肆無忌憚地指責和嘲笑，甚至孩子態度好的時候，還是會挨罵。

　　我心情好的時候，給孩子的自由範圍像太平洋一樣寬廣，但如果發生不順心的事，給孩子的自由範圍，就會瞬間變成手掌般大小的紙條。

　　我很常說放棄孩子之類的話，並藉由強調媽媽身體不舒服的事實，讓孩子產生對父母的責任感。

　　我常常發洩對老公的不滿，並希望孩子能傾聽，卻不思考

如何控制自己的情緒。

現在，這個給子女言語地獄的媽媽依然存在，也許孩子從小就屏住呼吸，在幼小的心中一點點累積不幸，希望大家能仔細看看我過去常對女兒說的話，是否也和你常對子女說的話相似。

「沒見過這麼不聽話的孩子。」

「長大後想當什麼？」

「如果不會讀書就得去撿破爛。」

「如果你要這樣那何必讀書？把書拿去丟掉（實際採取行動）。」

「如果真要那麼做就馬上滾出去（製造恐懼感，弄得好像真的要趕她出去一樣）。」

以上是孩子上小學時我經常對孩子說的話，這是為了讓孩子順從媽媽的一種脅迫。這讓孩子懷疑，如果不順從父母，人生就不會朝好的方向發展；這是在孩子心理製造不安，隨意操

控子女的最差處方箋。

　　我不尊重孩子的人格，降低了她的自尊心，雖然這些話是希望透過和他人比較，讓孩子反省，但輕率說出口的話只帶來負面的結果。我完全不顧孩子的處境，只按照自己訂定的標準評價孩子，並殘酷地限制了她日常生活中的自由。

　　以下是我在孩子進入青少年時期常說的話。

　　「妳到底有沒有打起精神生活？」

　　「如果是我的話，根本沒想到會發生這樣的事。」

　　「得到那種分數，妳還笑得出來？」

　　「妳到底像誰，為什麼不能自我管理？」

　　「啊，我現在也不知道了，隨便你。」

　　女兒罹患憂鬱症後，言語暴力仍持續存在，大部分的話都是帶著鼓勵面具的譴責，或是毫無根據的肯定言語，我明明不是醫生，卻像醫生一樣，不斷提出克服憂鬱症的方法。

「積極一點，老是這樣，妳只會越來越憂鬱。」

「那是什麼表情？開朗的表情會產生正面的想法，別人看了還以為妳家有喪事。」

「妳一定做得到。」

「不論什麼情況，都努力往積極的方向思考吧，世界上沒有辦不到的事，說『不行』都是藉口。」

「妳就是太敏感，才會得了這種病，不要對所有的事情都這麼在意。」

「如果連自己的情緒都無法改善的話，社會生活就泡湯了。」

如果事先知道言語的毒性，我就會選擇沉默，我說過的話很醜陋。倘若乾脆不理孩子，會更好嗎？如果過著無聲觀察者的生活，若是在苦難面前暫時後退，如果過去的我知道暫時停止的力量，應該能走上與現在不同的道路。

我停止說話，重新審視與女兒的關係，也許走過沉默之河，我們才能學會好好說話。我們真正該說的話總是在無法觸及的地方閃現，像夜空中閃耀的銀河一樣。

管住自己的嘴巴

今天的心情：雨

　　我的不幸總是從我的嘴巴開始。據說，人們接收負面言語的強烈度，是正面話語的五倍。

　　因此，如果受到一次批評，只有得到五次稱讚，才能回復原本的情緒。仔細想想，我幾乎沒肯定過孩子，我是不怎麼正面的人，卻擔心過分正面所產生的問題，甚至希望女兒最終能成為一個積極的孩子，我真是無恥。

　　我常常耐不住焦慮對孩子說：

　　「快點吃藥吧。」

　　不該說的話又說出口了。話，並不是符合文法和語序，就

能說出口的，要想說些漂亮又有影響力的話，就必須多次琢磨，雖然想找到能為孩子帶來快樂的話，是件困難的事，即使找到，也只是無法走進孩子心裡的話。如果想說一些能改變女兒人生的話，就必須透過深刻的孤獨，或者經過長時間的思考，如果不這麼做，至少也必須成為真正懂得人心的人。

　　我是這樣的人嗎？我是能感受他人的情緒卻不輕率行動，能同理他人，卻不輕易被他人情緒影響的人嗎？

　　女兒最近很危險，她的心情以小時為單位變化，食量忽大忽小，讓人懷疑她是否有飲食障礙。肚子不餓嗎？心情如何？我習慣性地提問，但並不是為了得到回應。

　　也許我是在期盼孩子快點改變，這樣我的心情也許就能變好，我的心情隨著孩子變化是很危險的，我必須在此劃清界線，改變一下自己的想法。孩子改變是好事，但說真的，這對我有什麼用呢？為了生存所做的努力不是任何人可以代替的。女兒照著自己的步調前進，我也依照自己的節奏努力生活就可以了；女兒應該也希望如此。

不久前，我曾問過女兒想做什麼，她的回答意外地單純樸實，讓我很吃驚。更令我驚訝的是，我再次發現自己是沒有能力站在孩子立場上思考的媽媽。

　　我的話像泥水，需要靜置，等待時間流逝，髒水會下沉，水會漸漸變清澈，如果想變成清水，就要不斷過濾，因此需要很多時間，且必須反覆多次過濾。即使只去除沒有責任感的話、卑鄙的話、想逃避的話，我也會活得比現在更好。

對不起，我是出身微寒的媽媽

今天的心情：陰天

　　過去，我拼命跟隨主流；因此，讓還沒上小學的孩子先學習變得非常重要。我們的未來是未知數，所以不安的日子一直持續著，為了消除這種焦慮，我選擇了補習班巡禮。為了趕走身為媽媽卻幫不上忙的空虛，我開始訓斥孩子，並灌輸只要上不了國中，就會被扔進垃圾桶的無用知識。我小時候得不到經濟支持的記憶，在當時不斷浮現，還融合了放棄想享受的東西的痛苦。那時，經濟上的缺乏，成了我人生中必須徹底解決的最大目標。

　　賺錢不容易，我透過工作賺到的錢不多，但為了不讓子女因為經濟而錯失機會，我竭盡全力，即使健康出了問題，也一刻都沒有休息。我也必須負擔母親長期住院的醫療費用，繳納

母親的住院費用和孩子的教育費後，存摺上的餘額總是零，我很難看到苦難的盡頭。

我之所以如此訓斥子女，並對其教育焦躁不安，是因為我沒有擁有任何東西。我不是比他人貪心，也不是我的生活很順利，只是因為處境和環境貧窮，我忍著現在的痛苦，想著總有一天會得到補償。我期待著不違抗媽媽命令的模範生女兒，成績單上總是標記著第一名的孩子，不久的將來會送給我考入頂尖大學的禮物。人類的思維本就具有慣性，如果放任不管，就會總是產生同樣的想法，只下同樣的結論，我的想法也是一樣，總是在頂大的入學上徘徊。

人生會不斷有新的挑戰，但當時的我是冒著生命危險在戰鬥，結果對我來說是萬幸，但女兒卻開始不幸；我給女兒十塊，她還我五十塊。我當時不知道孩子已經走上了不幸的道路，每當孩子拿到耀眼的獎狀時，我就盡情享受飛向天空的心情，那時還有一些媽媽們問我教育的方法，讓我的下巴越抬越高。

雖然我的人生微不足道，但我確信女兒的未來會有所不同。

那是一段不知天高地厚，做著荒唐夢的時期。我如果覺得孩子稍微有些鬆懈，我就會說：「現在不是放鬆的時候。」女兒沒時間和朋友見面聊天，因為我覺得那是浪費時間；我忽視瑣碎日常的閒暇時間，但那樣執著效率，實則是往低效率走。

　　疾病是身心傳遞的訊息，告訴我們要過另一種生活，我收到了要過與過去不同生活的嚴重訊息；我生病了，連孩子也罹患了憂鬱症。人在年輕的時候，無論如何都渴望生存；年輕的我不太清楚自己想要什麼，所以別人想要的東西，我也要變成自己的才能滿足，我當時想要的是孩子的幸福，卻選擇跟隨流行的扭曲教育方式。如果回到那時，我會做出其他選擇嗎？說真的，我不確定。孩子怕辜負了媽媽的期待，為了媽媽的喜悅永遠犧牲了自己的意願。

　　女兒拋棄了自己的生活，過著母親要的生活，她獨自承擔著孤獨，孤軍奮戰，最終累倒了。我每晚都會莫名地哭泣，想把女兒再放回肚子裡，懷著喜悅的心情，等十個月後再次生養，也許我會做得比之前更好，我真心想成為另一個人，如果希望

如此，首先我要改變。如同想重生就要先死，想在活著的狀態下重生，就要努力超越死亡。

　　現在，我不再認為跑得比我快的人是領先我，我不會再毫無理由地感到不安，也不會再抱怨世界對我不公平，我不再事先制定要達到特定目標的計劃，也不再掛念金湯匙了。那麼，我能得到救贖了嗎？

所謂的子女

今天的心情：陰天

　　徹夜傳來鍵盤的聲音，孩子今天也熬夜了，我因為焦慮，睡得很淺，不斷思考鎖著的房門後的孩子在想什麼，如何度過漫漫長夜。不知從何時起，孩子不再對我笑，也不跟我說話，無論何時，積極搭話的都只有我。

　　女兒之前訴說痛苦的聲音很小，像是聽不見的氣音，之前的她睜大眼睛，不停訴說只有長時間觀察才能看到的模糊痛苦，雖然小小的不舒服逐漸變大成為巨大的痛苦，但是遲鈍的媽媽卻聽不懂，直到這些氣音變成吶喊，我才恍然大悟，但事情已經發生了，而且距離可以挽回的時間已經太遠。

　　我之前把女兒壓抑的情緒、被無視的心、沒有治癒的傷口都封印起來，假裝沒事，結果有一天，封印自己解開了。情緒

永遠都是難以理解且微妙的，所以不會因為不表露就消失，被壓抑的情緒總會回過頭引發意外，雖然遲了很久，但我開始處理這場大事故。

我習慣做違心的事，說話總是帶著些虛假的資訊，這點被勉強在這種環境下撐過來的女兒發現了。孩子應該對我失望很久了，又或者她其實不喜歡厭惡母親的自己，我們之間產生無法填補的鴻溝，從溝中流出的壓抑情緒，最終成了洪水。

身為總是帶著開朗表情的乖女兒，她認為自己不能不滿媽媽，且必須為了順應環境拼命努力，最終卻崩潰了，正如醫生所說，現在還不能完全相信崩潰是希望的訊號。

子女就像父母的老師，她的憂鬱症彷彿對我說：「媽媽必須在為時已晚之前，先成為健康的人。」孩子開始自我治療，同時告訴我：媽媽也要誠實面對情緒，但愚蠢的我沒有勇氣堅持下去。看不下去的孩子以憂鬱為工具，打碎我的懦弱，並用全身說服我，即使很痛苦，也要接受並勇於承認。

自我治療似乎有一定的效果。女兒正慢慢找回過去遺失的

自我，並努力修正和重建自我，她似乎下定決心不再把人生託付於母親，並恐懼地表示做夢都不要再夢到讓母親擺佈自己的人生，同時面無表情地告訴我，她今後絕對不會再裝開心、裝幸福。

對父母來說，孩子真是可怕的老師。

奇怪的計畫

　　我想活得清靜一點，希望能提前知道並遠離壞事，或人人都不希望發生的事，活得舒適又清淨比什麼都重要。夢想幸福的時候，我也希望我的幸福有品味，如果說這是貪慾，那就算是貪慾吧。人生很多事都不能如願，我處在如同孤島般的孤獨中，無法估量我人生苦難的大小和深度。如果是聰明的人，也許能在深井中提取生活的智慧，但我並不是那樣的人。

　　我在一夜之間突然成了媽媽，會跌跌撞撞也是理所當然的事，但我也沒有時間沉浸在挫折中。老公做出讓家人無語的事，他本該承擔自己犯下的罪行，但卻不知道消失到哪裡去了，他本來就是那種小事可以一起討論和思考，大事很難一起承擔的人。所以我必須獨自面對，要籌措生活所需的資金和幼稚園的

費用，根本不是我可以挑三揀四的處境，雖然我需要強壯的身心，但當時我已經是甲狀腺亢進症患者。

壓力讓我有連處方藥都難以治療的身體。然而，比起身體的不舒服，我更擔心獨自熬夜的孩子，只要一想到這樣的孩子，我心裡的淚水就會湧出體外，我每天為生計發愁，甚至忘了對老公的怨恨。直到生活安定下來為止，孩子都由外婆照顧，下班路上每次和孩子通話，電話那頭，她痛苦的哭聲也在睡前困擾著我。

不知從哪一天起，孩子開始謊稱外婆會打她，還說舅舅很可怕，我知道她是想回家，雖然知道這是對母親的思念，也瞭解她缺乏母愛的痛苦，但是我無法馬上接她回家，只能每兩週帶她回來一次，安撫她。

那時的我總是很焦慮，不斷思考這樣浪費時間是對的嗎？我們處在即使努力也難以改變的惡劣條件中，我很擔心孩子以後會因此被議論，所以打起精神告訴自己，現在不是失魂落魄的時候。

我開始制定週末要和孩子一起完成的計劃，這是為了減輕無法提供良好環境的罪惡感，以及可能成為單親家庭的愧疚感。這些計劃看似是為了孩子制定的，其實是為了讓我的心更舒服，但是我很喜歡這些計劃，借用帕斯卡（Blaise Pascal）所說的話：「人類所有的不幸都是源於無法安靜地坐在房間裡休息的習慣。」也就是說，我所有的不幸都是從制定這些無用的計劃開始的。

　　我一有空就搜尋子女教育法之類的內容，並在這方面浪費了許多時間，我往往在收集了這些沒用的零星資訊後，在一夜之間陷入「一切皆有可能的錯覺」中。在把孩子送回外婆家之前，為了讓她多讀一本書，不讓她睡覺，而且我把需要和媽媽擁有親密時間的孩子，帶去許多地方，將不多的錢灑在展覽或博物館之類的地方。

　　請不要責怪我，嚴格來說，我沒有錯，我只是沒意識到我在做什麼，這與愚蠢稍有不同，我只是觀察力不夠敏銳。我是一個只會制定無意義計劃的人，在送孩子回去之前，我都會把

Chapter 02

計劃付諸實現；我想要徹底洗去自己的罪惡感，連媽媽沒辦法陪伴孩子的汙名，也要徹底洗淨。我的週末往往就這樣結束，但是我認為自己盡了最大的努力，所以心裡踏實多了。

回外婆家的那天，我總會看到孩子悲傷的眼睛。對孩子來說，跟著媽媽到處走的兩天，就像盛夏烈日下的冰淇淋，很快就融化了，不如像傻瓜一樣白白浪費時間還更輕鬆。我認為只要像這樣持續下去，孩子應該能習慣，並學會忍耐的方法。

孩子對父母沒有什麼奢求，不斷要求孩子的總是父母。瞭解媽媽的存在本身就能讓孩子幸福的人不多。我老是覺得沒能給孩子什麼像樣的東西，所以總是對她感到抱歉，父母認為自己希望做的事，子女也同樣想要，這是錯覺；孩子缺乏愛的感受，都是源於這樣的錯覺。

我在不知不覺中變了很多，過去的我希望做一份能拿到平均薪資，不會讓子女丟臉的正職，當時純粹的心不知消失到哪裡去了，我開始敲打計算機，計較利益得失，變得很世故，我成了丟人的父母。

我的人生突然變得一團糟，因此原本的理想也被深埋在記憶中，我持續憎恨他人，摧毀現在和即將到來的未來，我甚至連自己的孩子都開始破壞。

　　我現在仍然不清楚如何在為了過好生活而努力，以及和順其自然之間保持平衡，只是岌岌可危地站著，也許正因為如此，我依舊執著於制定計劃。

在漫長的隧道中

今天的心情：雨

　　我一生都在與缺點戰鬥。因為我經常吵架，所以我很瞭解自己的缺點，但要接受這樣的缺點，又是另一個問題，接受缺點是值得努力的事。如果有人能親切地逐條告訴我，沒有比這更感謝的事了，但這是需要勇氣的事，這需要先向自己伸出和解之手，所以我盡可能將這件事往後延。今天，精神科醫生對我說要欣然去做這件麻煩的事，所以我放棄拖延的念頭，去了一趟醫院。之前，因為孩子不希望我單獨見主治醫生，所以我多次忍耐地止住想找主治醫生的衝動。

　　醫生把比其他人的一百句話更精確的檢測單遞到我面前。我在［我經常想自殺］的欄位旁邊的［是的］方框裡打勾，在強忍眼淚的瞬間，醫生似乎預料到了，抽出衛生紙拿給我。其

實，我一直在想，如果見到醫生，我想好好追究一下，女兒服藥已超過一年，怎麼沒有任何好轉的跡象？比起這樣的檢測，你是不是遺漏了更需要做的治療，但是無論任何人來看，像罪人的都是我，醫生似乎也是這麼告訴我的。

這是妳的命啊！

不可能！我假裝沒聽到，裝作沒事似地坐著。

我不做別人討厭的事。我的自尊心比任何人都強，我討厭的人、事、物很多，坦白說，我也很傲慢和自私，我是感性比理性強的人。因為生活困難，我常常避著他人，所以有時會感到孤獨。相反地，如果要做一些討厭的事，或和討厭的人相處時，即使不喜歡我也假裝喜歡的話，那麼，現在這樣的生活是不是就不會那麼痛苦？

「你知道孩子的憂鬱症有多嚴重嗎？」
「你知道憂鬱症的成因一半以上是因為媽媽嗎？」
「你相信經過紮實的治療後，情況就會好轉？」

「你認為憂鬱症是可以治癒的病嗎？」

　　在回家的車上，我邊哭邊質問自己，我和裝作不知道孩子痛苦的自己吵架、和茫然抱持希望的自己爭吵。每當孩子痛苦時，我總會這樣質疑埋怨孩子的自己，我終於討厭起這樣的自己，用力打了自己的臉頰；我真的是一個討人厭的人。

　　我知道我的生活變成這樣，不只是我的錯，我現在的心情也比之前輕鬆，雖然我一無所有，但我相當平靜，也不太感到寂寞，埋怨自己的行為也越來越少。生活勉強過得去，但是恐懼依舊存在，我怕痛苦沒有盡頭，所以很迷惘。我不想記得過去，也不再幻想未來，我希望一覺醒來，一切都化為灰燼，然後重新開始。

　　我大膽地頂撞神，如果祢真的存在的話，請回答我，為什麼我的人生會這樣。

與孤獨成為朋友

今天的心情：多雲時晴

　　我不是堅強的人。我不知道我是真的太脆弱，才會發生這件事，還是因為自尊心太強才發生。無論如何，我不久前和朋友發生了衝突，當然，在衝突最激烈的時候，朋友完全沒有察覺，只有我自己胡思亂想。

　　我不知道是討厭那個人，還是不喜歡他所說的話，我推測是因為不喜歡他平時說的話，所以連帶討厭他。對他來說理所當然的事，為何我都必須經歷如此艱難的痛苦過程，才能實現呢？那麼沒有同理心的人，為什麼每次都會受到神的眷顧呢？

　　對我來說，「哎呀，怎麼會這樣」的事，對那個人來說總是以萬幸結尾，這真的很讓人困惑，我受傷的原因不是別的，就是來自比較。讓我無法擺脫這種自我毀滅的懦弱想法的人，

正是交往三十年的知己。日本散文作家吉田兼好說：「想到要相信比隨風飄落的花瓣更輕浮的人心，以及分享這種心情的歲月，感觸良多。」我認為他的這句話，很能描述我現在的心境，完全瞭解彼此的關係，是很可怕的。

我曾剪過耳下三公分的髮型，那個樣子不適合我且很俗氣，我的初戀對象知道我當時不懂事的青澀模樣，這樣的人最具有威脅性。

他是不論我說什麼都聽得懂的人，就像我肚子裡的蛔蟲，是很瞭解我心靈的人，這很容易讓人太過習慣對方，並開始忽視對方。我後來開始省略對他的關懷，變成最親近，卻最容易使他受傷的人，因為是認識了很久，也信任很久的人，所以傷口的深度當然很深。

「你真倒楣。」

「你真是命運多舛。」

「你過去已經辛苦了，居然連孩子也得了憂鬱症？」

「你直到孩子確診前都不知道嗎？」

「怎麼辦，那是很難纏的病。」

　　朋友總是對還沒準備好的我打上一拳，我接連挨打，還沒打起精神就產生了許多煩惱。

　　是要對抗，還是要進入孤獨之中呢？有人告訴我，如果回嘴就等於認輸了，所以應該成為勇敢對抗到底的勇士，從現在開始磨刀，並練習戰鬥技巧，我聽了很煩惱。

　　目前面臨的問題是，在練好戰鬥技術之前，我可能會繼續受到攻擊，真的有必要這樣嗎？那些人值得我繼續維持朋友關係嗎？

　　人類是藉由看著他人的不幸，以確認自己安全的存在。無論在什麼地方，我們都會尋找自己不會發生不幸的證據，並因此感到放心。如果一直想著自己會發生什麼事，反而會忽略不幸已經過去的事實。我們很難找到具有這種智慧的人。

　　我決定不與任何人爭吵，並進入孤獨之中，我不是心胸像

大海一樣寬廣的人，也不是該被他人輕視的人，我只是把孤獨當作我的新朋友。我真正成了一個人，一個人也很開心，一個人反而能確保能量補充的時間，我放棄了對他人的期待和失望，只和自己相處，因為我很珍貴。

　　如果您想要值得在清晨或深夜，以及歡樂或悲傷的時候閱讀的座右銘，請在您家的牆壁上寫下這句話：「陽光會撒下金光，月光會撒下銀光。」會發生在我身上的事，也會發生在別人身上。

奧斯卡・王爾德

這個病能治療嗎？

「媽媽，揹我！」

最近，女兒一天至少會說一次這句話。

「媽媽可能不知道，但我因為媽媽，所以很痛苦。」
「如果妳能一直揹著我，也許我會慢慢好起來。」

我不知道我對這句話的解釋是否正確。

孩子的現實年齡是二十三歲。
但孩子似乎想拒絕這個數字，並活在三歲。
即使我想揹孩子，但現在她的身體長大了，揹起來很吃力。
我到這時才後悔以前沒有盡情揹孩子。
那時候真好。

女兒的內心有兩個不同的自我。
剛開始走路，稚氣未脫的孩子，以及艱辛地對抗憂鬱的二十多歲
女性。

遺失的路線圖

今天的心情：陰天

　　雖然有些人什麼都不做也能成為好媽媽，但是我選擇嘗試許多事。我的心很容易達到沸點，沸騰後，心裡充滿水蒸氣，我無法控制那種熱氣和濕氣，哪怕只是吹氣球這種簡單的事，我都會認真去做，我也不斷將要吹的氣球遞給已經拿了許多氣球的女兒。

　　我為了將氣球吹得更大而焦慮萬分，吹得直喘氣，我以為五顏六色的氣球，似乎可以帶著孩子的人生翩翩飛上高空。氣球越大越容易爆炸，但我作夢也沒想到自己吹的氣球會爆炸，並發出這麼大的聲音。

　　氣球爆炸後，一切都停止了，孩子好像完全迷失了。不，坦白說，迷路的是我。

只要是女兒的事，我都會過度煩惱並干預，女兒也說我是把錯過的夢想交給孩子的冷酷母親。我只是想吹氣球，並把氣球展示在不錯的地方，沒想過要問孩子累不累，心情好不好，我直到在陌生的地方迷路了，才明白這一點。

現在回頭是不是太晚了？

孩子迷路這件事，也許不像我所想的那樣可怕，她在岔路口有選擇障礙，但也許她已經具備了戰勝困難的力量，感到害怕的只有媽媽。孩子也許是想在自己選擇的路上，放開媽媽的手，喜悅和悲傷、希望和絕望，孩子希望全部由自己負責，所以她現在可能不是迷路，而是宣布自己要出發尋找自由。

我想我們會找到路的，孩子應該很快就會恢復，但為什麼這件事要發生在我女兒身上？

我站在迷失的道路上自言自語，因為我很孤獨。然而，我的生活並非全是痛苦的；氣球爆炸，我迷路，釀成現在尷尬局面的最終是我，現在我虛心接受。

「看看我，我就是妳製造的痛苦。」

我越看越難受，但我不逃避，累了就找找隱藏在日常生活中的希望；我在冬天穿過的外套口袋裡，發現兩枚舊的五百韓圜硬幣時，彷彿走像微小喜悅的捷徑，也許這就是人生真正的樣貌。

是淚水？還是鼻水？

今天的心情：雨

　　我把自己關在自我建造的監獄裡。監獄名為「罪惡感」，這座監獄就像地獄一樣，由於心中的監獄門十分沉重，絕對不會有人開門，只能自己開門走出。

　　我曾經以為孩子可能不知道，但我現在發現，孩子很在意媽媽是否在看自己的臉色。我從很久以前就開始觀察孩子，到現在可能已經成了日常，所以沒有察覺到，無論如何，這只是我自己的想法。

　　我之所以監視孩子，是因為我每天都被罪惡感折磨；從我的角度來看，我只是在看女兒的臉色行事，但女兒卻認為自己被媽媽監視：

「媽媽一直想干涉我的一舉一動，妳覺得我有辦法忍受嗎？那麼妳也被監視看看！」

我以這種心情暗暗享受消除罪惡感的感受，但用這種方式消除罪惡感，也會讓我厭惡自己。

女兒每天都在啜泣，不知是因為感冒還是哭泣，這實在讓我很難受，她好像拿衛生紙擤鼻涕還不夠，必須去浴室洗臉，我只能裝做什麼都不知道，什麼也不好奇，面無表情地將屁股黏在椅子上。

我好想確認進入房間的女兒心情到底如何，我就是這麼令人討厭。

不久前，我在書中看到「七種給孩子帶來痛苦的媽媽」，足足有五種跟我一樣。為了女兒什麼都做的媽媽；向女兒撒嬌並糾纏女兒的媽媽；模仿超人，說自己什麼都做得到的媽媽；把全部精力投入到孩子身上，不顧自己人生的可悲媽媽，以及教養方式不連貫的嘮叨媽媽。

為了女兒，我問心無愧做了一切準備，我希望孩子能理解這樣的我，我也想成為無論任何事都能做好的萬能媽媽。因此，我的人生總是被拋在腦後，荒謬的是，有時我為這樣的自己感到驕傲。

　　我最近每天都在罪惡感監獄裡寫悔過書。人生就像在適當的時候要前進，而不是時候就必須後退的劍道，如果錯誤解讀時機，就會百戰百敗。現在的我必須徹底退出，差一步就可能贏或輸的人生遊戲，我只能做個不嘮叨的粉絲，在遠處默默支持女兒的人生。

　　人生的冬天格外漫長，然而，不論冬天再怎麼寂寥，春天終究會到來，因為冬天很長，春天才更讓人激動。不論寒冷如何肆虐，心靈的監獄總有一天會開花。

有時也得有這樣的日子

今天的心情：晴天

　　孩子長得像花一樣漂亮，就像在花海中用濃香顯示自己存在的黃色小蒼蘭。她像小蒼蘭的花語一樣天真純樸。如果我知道有人說我像小蒼蘭，並用「有香味或沒有香味」來描述我，我肯定會激動地流下眼淚，甚至全身起雞皮疙瘩。無論如何，我喜歡把我的女兒比喻成花。

　　我某天突然成了媽媽，從此，我努力成為超級媽媽，為了女兒，我下定決心要成為充滿力量，什麼都能做到的母親。但是，因為我們家的情況，我被迫填補父親的空缺，想要填補這個空缺，就需要堅強的身心，能擔當這個角色的只有媽媽。

　　雖然我為了扮演好爸爸和媽媽的角色而孤軍奮戰，但最終不得不承認這兩個角色都失敗了。我鼓勵女兒成為阿爾法女孩[1]，

我希望她擁有領導能力和自信，成為能力超群的「Plus阿爾法女孩」，但其中也存在矛盾。

「女孩子那是什麼樣？」
「女孩的房間為什麼這麼髒？」

　　成長過程中被強迫符合女性刻板印象的我，從某個時間點開始，也對孩子提出相同的要求。在沒有父親的家庭中長大的獨生女，無論是在家裡或是從生物學的角度來看，學習性別差異的機會都很少；不管是教科書還是學校，都沒有好好教育孩子，因為我也不是能夠正確認識性別差異的人，所以很難教導孩子。

　　女兒是看著偷扯女生長髮或掀女同學裙子的男孩子們，開始學習男女差異，並且逐漸對想透過炫耀自我力量來確認自己是男性的同齡男學生，產生了負面觀感。隨著女性氣質的增強，她產生了不能隨心所欲的壓抑感，並自然而然地將男性視為競

爭對象，她似乎把溫順、乖巧、溫柔、撒嬌之類的特質，丟進了垃圾桶，並成為木訥激進的人。

那樣的孩子今天特別花時間站在鏡子前，拿出造型器整理頭髮，還畫了有眼線和睫毛膏的全妝；這是憂鬱症加重後，一年只能看到一、兩次的珍貴場景，我內心感到非常高興。並不是因為希望找回孩子拋棄的女性氣質而高興，而是因為現在最重要的是轉變，無論是轉換心情或轉變氣氛，任何改變都可以，她像今天這樣打扮外出，也是必要的。

既然如此，我就更貪心一點吧，希望女兒能和某個人墜入愛河，臉紅地對我說：「媽媽，我有喜歡的人了！」我希望這樣的日子快點到來，我希望她不要害羞，也不要為了努力得到愛而感到丟臉，還希望她能擁有火一般的嫉妒之情。我希望她不要因為付出一切而感到勞累和厭煩，也希望她對比預期中還要短暫的心動感到驚慌，甚至希望她有被心愛的人背叛的經驗，哪怕一次也好，我希望她能有心痛的離別經驗。

墜入愛河時，愛情就像棉花糖一樣柔軟甜蜜，如果忘不了

甜蜜，就會在尋找愛情中徘徊。仔細想想，我曾有過覺得一切都索然無味的歲月，但隨著時間的流逝，我從中領悟到的出奇地多，墜入愛河的時間尤其如此。翻開以前的日記本，我發現當時的時光教了我許多，每次愛情的結束都會讓自己一步步成長。希望女兒今天外出的經驗，能成為日後值得回憶的日子，也希望她能客觀看待且不要無條件推開自己討厭的女性感性特質，並發揮女性特有的感性，讓人生更豐富精采。

　　我硬把不情願的孩子抓來拍一張照片，將女兒漂亮的模樣上傳到 Instagram，並寫下想說的話，一邊欣賞一邊感到欣慰。話說回來，我的 Instagram 帳號可不能被女兒發現……

---

[1] 譯註：源自哈佛大學教授丹・金德倫的著作《阿爾法女孩》，意思是不受傳統性別刻板印象的束縛，各方面能力和表現都超越同齡男性的女孩。

是荷爾蒙在惡作劇

今天的心情：陰天

　　想擁有一顆堅毅的心是很難的，這個世界很喧嘩，但我卻無暇感受這個世界的喧嘩，因為我內心的喧囂比它更大，光要平息這些喧鬧就已經筋疲力盡。

　　當做任何事都得不到安慰時，我會讀那些比我更痛苦的人的故事，例如：子女死亡，再也見不到面的故事。如果讀到「痛苦到不行」的故事，我的痛苦就會相對變小，但是人類是很膚淺的生物，翻到書最後一頁的同時，我忘卻的痛苦就會再次襲來。

　　我今天的日記也會包含對身世的哀嘆。雖然是感歎身世，但也是自白，我哭訴痛苦的同時，也表白自己是傷害孩子的罪魁禍首。

一個月一次的生理期，是荷爾蒙動盪的非常時期。女兒在生理期時，如果我隨意和她搭話，就容易因為她的頂撞而崩潰，或者她連搭話的時間都不給，整天都在睡覺。如果她的睡眠時間超過正常時間，我就會想進房間確認孩子是否還在呼吸，因此常常就這樣瞪著她關著的房門，猶豫老半天。

　　這個沒有開發治癒藥物的病症，直到藥物開發出來為止，我必然會因為無休止的等待而疲憊不堪。只要藥物被開發出來，好轉的希望就在眼前，因為這個希望，有些人會堅持到底，有些人則會看到自我治癒的奇蹟，但我和女兒在這方面很絕望。雖然每週接受一次處方，卻絲毫感覺不到變化，我也問過吃藥的當事人，但孩子總是回答「不太清楚」，如果醫生說治療的效果取絕於接受治療者的意志，我就會非常生氣。請問這還需要你來說嗎？

　　我想找一天盡情說想說的話，今天就是那樣的日子。

　　「妳被給予的人生，無論如何妳都必須自己看著辦，順其

自然吧！」

　　我想說這些話的時候，大部分都是無法解釋孩子發出的無言訊息的時候。是希望我救妳嗎？還是讓妳一個人靜一靜？在這些難以理解的訊息面前，我好像變成了傻瓜。孩子遭受創傷，過著與以前截然不同的生活，說不定我現在也正在經歷創傷。

　　停止這首歌的方法是什麼呢？在無處不是悲傷的世界裡，停止痛苦歌曲的唯一方法，就是揭露傷痛。

　　我很難過。

　　我好痛。

　　我的女兒是憂鬱症患者。

　　我是傻瓜。

我們也有貓

　　我的人生毫無樂趣，每天都是無意義地流逝。然而，還是有當我們遇到困難時，只要一想到，嘴角就會自動露出微笑，且怎麼想都不會厭倦的東西。

　　那就是貓。

　　貓是即使為牠花光所剩無幾的積蓄，也不會感到一絲遺憾的對象，光是想著牠就能奇蹟般得到安慰。這樣的貓成為我們家的一員是有原因的，如果是以前的我，這是連想都不敢想的事——決心成為貓奴，是因為女兒罹患了憂鬱症，並承受著痛苦。

　　養寵物的責任比想像中大，必須具備定時餵牠吃飯、按時帶牠接種疫苗，並承擔昂貴醫療費的能力，所以我從來沒想過

將自己的人生和動物綁在一起。

女兒從小就經常看貓的照片，雖然她會買零食餵野貓，但就到此為止。

「媽媽，小貓很可愛吧？我們也可以養嗎？」

女兒每次這樣說，我都當作沒聽見，說真的，比起貓的幸福，我更願意為了女兒的幸福做任何事，每次看到貓，我都會覺得很可愛，但那就像是欣賞掛在美術館裡的莫內畫作一樣，雖然非常美麗精緻，但是把畫帶回家，就如脫離現實的事，我想都不敢想，貓和我的人生是平行線。

然而，自從和貓一起生活後，我就深深陷入貓的魅力中，無法自拔。與表現出對主人執著的狗不同，貓具有獨特的魅力；貓的聲音小而安靜，如果聽到偶爾傳來的貓叫聲，甚至會覺得天使的聲音就是這樣；貓是安靜的動物，餓了會在飯碗前，默默等好一陣子，從貓奴的角度來看，這段時間比想像中長，所

以會覺得貓好可憐，自己對牠很抱歉，如果不論怎麼等都等不到飯，貓就會安靜地走過來，用圓滾滾的眼睛看著貓奴，長長地「喵」一聲。真是再怎麼溺愛都不為過的動物。

貓會長時間望著窗外，看著這樣的背影，我會開始思考什麼是孤獨，看著長時間等待的貓，我會開始反省什麼都等不了多久的自己。看著吃了飼料後感到滿足的貓，就會覺得總是被欲望驅使的自己很羞恥。

撫摸貓柔軟的貓毛，貓會無緣無故生氣，但牠尖銳的心卻很快就會變得柔軟。需要有人安慰時，看著在我身邊熟睡的貓，就像溫暖的熱氣包圍著我，自然而然就能得到安慰。在唯獨對我冷漠的世界跌跌撞撞後，回家時，若能看到默默翹起尾巴到門口迎接的貓，身體馬上就會被那份甜蜜所融化。牠若無其事地擺出人類無法企及的姿勢，或肚子往天空仰，向人一樣成大字型睡覺的模樣，都給似乎不會有笑容的日常生活，帶來微笑。

看著女兒和貓在一起的模樣，就會產生憂鬱症完全治癒的錯覺。女兒笑著看貓，貓最開心女兒陪牠玩，兩人是密不可分

的天生一對，女兒總是一早就幫貓補滿飼料，打掃貓砂，疏於照顧自己的孩子，忙於照顧貓。她照顧著比自己脆弱的存在，並進行交流，外出時，她會打電話問候貓咪，這也是日常生活的一大變化。

這樣的變化讓我感到驚訝且幸福，貓咪似乎不知道世界上有煩惱，這讓我們也逐漸忘記世界上所有的煩惱。

孩子在生活中常常為了要得到他人的理解，而竭盡全力，有時還會被他人的花言巧語所騙，渡過充滿挫折的一天，有時則希望大家能聽她說話，也會煩惱其他人會怎麼想她，是不是討厭她？

在這樣疲憊的日子裡，如果想躲到某個地方休息，絕對需要貓，我也希望貓能一直陪在孩子身邊。

另一場戰爭，減肥

今天的心情：陰天

　　Diet，是我非常熟悉的英文單字。我的減肥歷史很長，且持續到年過五十的今天。現在可能已經有點厭倦了，但是還不能說已經完全脫離了減肥。只要回想有關減肥的記憶，總會想到一句話：

　　「身材魁梧。」

　　我非常討厭這句話。雖然這是很久以前的事了，卻仍震撼我心，因為這是嘲笑我個子高，骨架大的一句話。這句話本該描述乙支文德將軍[2]或李舜臣將軍的英勇面貌，卻被人毫無顧忌地用來嘲笑青春期的少女，說這句話的人應該受到懲罰。

一百七十公分的身高在過去並不常見，我總是想著不要再長高了，卻還是不斷長高，最終成了人們眼中的魁梧女子，這也許是個子矮的男生，為了正當化自己的矮個子而說的話，但「身材魁梧」這句話卻不知不覺刻進了我的心裡，從那時起，我開始憧憬身材纖弱，彷彿風一吹就會飛走的女人。

事實上，我的身體也曾經消瘦過。二十多歲時，我開始節食，並控制身材，後來又罹患甲狀腺癌，與病魔戰鬥，但即使瘦了，我的人生也不會完全改變。雖然比之前多了一點自信，而且可以不受尺寸限制，購買漂亮的衣服是一件令人開心的事，但是這沒能為我帶來全新的世界，反而給了我另一種痛苦，因為我開始害怕自己的身材再次變壯，所以費盡心思。

我追求獨特且有個性的生活。我把這個沒能實現的夢想，原封不動託付給女兒，希望她成為苗條且與眾不同的個性女人；女兒升上藝術高中後，比起健康飲食，她更喜歡美食，所以漸漸變胖，制服也開始穿不下，我害怕她的身型變壯，而事實上我已經看到她逐漸變胖，我不得不宣布展開與憂鬱症不同的另

一場戰爭。

世界上不把變胖視為問題的人很多，但擔心自己變胖的人，只會注意他人對自己身材的評價，我過去應該教女兒對那些人說：「少管閒事！」「我變胖跟你有什麼關係？別管我！」才對。但我過去給女兒的價值觀，反而讓她會在意那些評價，並因此影響自己的人生。

我之前認為，如果她能變得像女子團體一樣瘦，可能會恢復掉到谷底的自尊心，所以不斷強迫孩子，我當時是一個不會對孩子說，不論妳是什麼樣子我都會愛妳的悲哀母親。為什麼當時我不告訴女兒變胖也沒關係呢？女兒越執著減肥，越擔心無法成功，更害怕自己無法達到媽媽想要的體重，我當時也不知道減肥的捷徑，只有在擺脫對減肥的執著時才能看到。

在減肥方面，我現在接受女兒的指導，開始覺得完全放棄減肥也沒關係。擺脫了必須苗條的強迫症後，我感受到了從未有過的舒暢，女兒宣布不再為了得到他人的認可過分減肥，也不會再因為這樣的事，讓自己覺得不幸福。她也表示要拿出勇

氣，擺脫無謂的期待和無意義希望，展現出要脫離必須完美的意志。幸好，女兒身上有我所沒有的智慧，放棄減肥並不意味著放棄人生，我不知道自己為何要對放棄這個單字，如此的敏感；孩子堅定地告訴我，有其他不能放棄的東西。

「有意義的挑戰。」
「活得像個人。」
「不計回饋地給予。」
「對不正義的反抗。」

這個世界上有很多不能放棄的重要東西。女兒的話讓我很慚愧，我這麼不懂事就成了大人，還成了母親，如果可以的話，我想把自己用漂白水浸泡一段時間，用力刷洗後再用乾淨的水沖洗好幾次，也許洗完後我能成為更好的人。

2 譯註：朝鮮半島出色的軍事家之一，對高句麗擊退隋帝國有很大的貢獻。

渴望平凡的日子

今天的心情：陰天

　　痛苦的時間過得特別慢，幸福快樂的時間則轉瞬即逝，之所以會有這種感覺，也許是因為人類狡猾的心理機制。孩子罹患憂鬱症後，時間似乎過得很慢。她開始吃藥已經兩年了，對於「心情怎麼樣」的提問，她開始會詳細地回答。這點我真的很感激女兒。

　　女兒最近很努力保持愉快的心情，她比沒有得憂鬱症的人更努力投入一些活動。我對此其實有點擔心，雖然旁人可能會認為這是積極的變化，但孩子看起來像是傾盡全力去做不會成功的事，這實在令人心疼。我對她說完全沒有必要這樣，我鼓勵她放下支配心靈的一切，以享受人生的心態生活。孩子對我的這種變化感到不知所措。因為我體認到如果媽媽不積極改變，

孩子需要吃的藥可能會增加，痛苦也會延長，所以決定先改變自己的心態，並努力積極宣傳這種心境的變化。

幸福的時光為何如此短暫且稍縱即逝？

回首過去，會發現珍貴的時間就是當下這一瞬間。日夜顛倒，讓媽媽受苦的嬰兒，某天搖搖晃晃地走過來，開始在牆上畫畫，接著在不知不覺間成了主修繪畫的大學生，現在則因為憂鬱症而受苦。女兒過去送給我所有喜悅和悲傷的瞬間，不知不覺她已經二十三歲了。時間過得真快，在孩子長大的期間，我懷著農婦在田中除草的心情，在人生這塊土地上播下了種子。我比任何人都認真地照顧播下的種子，因為不想白白浪費自己留下的汗水，所以抱著「做錯一件事就會出大事」的心情努力耕耘。

之前，我有好長一段時間沉浸在成就與熱情之中。但遺憾的是，我的人生並沒有照著我的期望走。小時候，命運這個詞沒有影響我，我很討厭聽到別人說人無法拒絕命運，這句話似乎是在表示有憑自己之力無法撼動的巨大力量作用著，所以我

想盡可能地與這樣的價值觀保持距離。但是透過新聞，我看到了一個無可奈何的世界，並逐漸接受了這樣的價值觀，因為在我的人生中也發生了許多無奈的事，所以我最終成了一個命定論者。

我過去累積了一些無可奈何的經驗，最終隨著期望值的降低而不得不改變自己的想法。情況不同，願望也會不同，期望亦隨之變小。如果是別人，也許會做出我不會做的選擇。因此，如果我不考慮他人的立場或情況，就不能隨意指責對方的選擇。

無論如何，我現在正在改變。以下我記錄了不能忘記的事，並告訴自己要好好反省。

拋開想要變好的執著，集中精神防止情況變得更壞。

努力減少口誤。

坦率說出照顧女兒的苦衷。

不要習慣性地說加油之類的話。

不要將孩子視為易碎的玻璃。

不要過度觀察孩子，以免孩子產生被監視的感覺。

泰然自若地談論自殺或自殘。

思考一些東西會讓我更看清楚現實，並因此流淚，但不要悲傷太久。

不要忘記平凡日常中的珍貴事物。

父母的分離焦慮

今天的心情：陰天

　　這是一個想依靠某人哭泣的夜晚。我想靠著不追究我以何種方式毀掉自己人生的人哭。如果哭累了，我還想說點什麼。我凝視著自己，並領悟到一些驚人的事實。

　　一直以來，我都是根據他人的觀點模糊地決定自己是誰，很少審視自己的內心。我現在才瞭解自己。我很擔心現在才瞭解自己會不會已經沒有任何意義。有人說，如果人生沒有慾望和愚昧，就如同沒有高潮的電影或沒有餡的包子。但這是慾望和愚昧只停留在自己的身上時才會說的話，當自己的愚蠢毀了別人的人生時，我就不敢做那種比喻。

　　我很慚愧，至今為止我都只關注外面的世界，現在才回過神來審視自己。我絕對不是個好母親，我認為賢明的父母是以

下這樣的：

- ‧ 與孩子在平等立場上對話的父母。
- ‧ 認為對孩子是必要之時，會慎重判斷並嚴厲告訴孩子的父母。
- ‧ 成熟地面對孩子的情緒，並提出明確紀律的父母。

但我卻與上述特點截然相反。我是權威、具攻擊性且世故的無情父母。我只能說，過去的自己真的很無知。

如果希望所有的事都按照我扭曲的價值觀進行，我就必須讓女兒成為服從命令的孩子。如果要做到這一點，我就必須成為無止盡要求的可怕媽媽。我的專長是以自己的不幸為藉口，製造罪惡感。把女兒和其他孩子比較只是每天重複的日常而已。我認為控制孩子的時間是理所當然的，孩子不被允許有私人的時間。

我的內心深處凝聚著焦慮和絕望，進入內心世界後，我所

看到的自己也讓我很陌生，但藏在心裡更深層的似乎都是謊言。我害怕和孩子分離。找出過去未顯露的父母分離焦慮特性過程就是打破自我，讓我對孩子的控制逐漸變小的過程。不久前，我仍然試圖控制自己的孩子，我傾訴孤獨和悲傷，希望孩子能和我在一起。這讓我產生錯覺，認為只有互相依賴才是我們的生存之道。孩子和我被綑成一條繩，像難解的線團般纏在一起。

當我從醫生那裡聽到自己有分離焦慮時，我並不相信。我當下只露出奇怪的笑容，期待他所說的這件事會在一夜之間消失。我凝視良久才找到的臉，是羞於給別人看的扭曲臉孔。我想把這件事當作自己的祕密，繼續生活下去。這是非常痛苦的。但是，這才是真正的我，承認吧，每個人都會有各式各樣的失誤，我必須為我犯的錯付出代價，而現在正是時候。煩惱並不是在今天才突然出現，是在養育孩子的過程中，因為無知和不負責任累積而成的。

我背上背負的煩惱快要著火了，要趕快放下。我常常想像如果當時我不是那樣，現在會如何，但現在不是做這種無意義

想像的時候。

　　後悔是回頭的橋，我獨自站在橋上。不知道孩子想要什麼的時候，還不如問孩子會更好。今晚，後悔接踵而來，但現在我不希望再後悔了。難道我要從頭到尾經歷所有的痛苦才能結束一切嗎？現在是反省和審視自己的時間，我想好好思考我的人生為何會變得如此不順。

　　睡前我要再好好反省一次。

　　明天早上我想去找醫生，我想更瞭解何謂分離焦慮。

不洗澡的孩子

今天的心情：陰天

　　孩子最近常常忘了洗澡。她似乎決定進行實驗，堅持不洗澡好幾天，看看人類究竟能懶到什麼程度。我反而喜歡她以前過於簡潔整齊的狀態。她過去是受不了這種骯髒狀態的，但她現在似乎無力處理。

　　女兒現在除了吃飯以外，似乎覺得其他一切都很麻煩。我看著將脫下的衣服隨便丟在地上的孩子，心裡感到很煩躁，再看著同樣年紀，穿著清爽的孩子，不由得嘆了好長一口氣。雖然明知不會得到想要的回應，我還是提出了問題。

　　「為什麼不洗澡？」

　　「外出時要多注意穿著。」

「為什麼每天都穿同樣的衣服？」

「擦點乳液吧！」

　　女兒表示，她所有的事都懶得做，連走到浴室都不想，她覺得自己什麼都做不到，還抗議媽媽不瞭解自己的心情，在這種狀態下，最痛苦的是她自己。憂鬱症的症狀真的非常可怕。自殺衝動已經讓人恐懼，更可怕的是無力症，這讓患者每天都在消耗時間。幾天前，我閱讀了因為憂鬱症加重而接受電擊治療的人所寫的文章。我看了害怕得淚流不止。電擊，我一聽到就身體發抖。我的心常常像這樣陷入絕望的深淵。

　　沒能成為偉大的人就感到不幸的人，即使成為偉大的人，還是會覺得自己是不幸的。媽媽如果認為孩子不會讀書是不幸的，即使孩子成績提升，還是會因為其他事情感到不幸。我覺得孩子有這種無力症是不幸的，但孩子完全擺脫症狀後，我就能得到幸福嗎？

　　我決定改變面對絕望和無力的態度。我不想再為無意義的

事操心，守護自己的人生和孩子的生活更重要。如果不被「平安無事過一天就是幸福」的價值觀束縛，那麼就不會從早上就開始唉聲嘆氣。我也告訴自己只要將現在看不見的努力匯集在一起，就能安然地度過一天。

現在，我們來思考製造回憶的時間吧！幸運的是，這樣的時間很充足。將幾天沒洗澡，以有異味的身體生活的時光，打造成一段回憶吧。我的人生中也曾有過不堪的回憶，那時真的很想死，但我相信經過這些，我們都會變成熟。

為了製造回憶，我今天也向女兒表達了愛意，女兒覺得這樣的我很陌生，我也認為這很不像我。在意識到自己有些「過分」的瞬間，我覺得自己好滑稽，也起了雞皮疙瘩。我告訴自己太反常了，要接受我這種莫名其妙的愛意表達，女兒該有多困惑啊，除了她走路還搖搖擺擺的幼兒時期，我是第一次這麼做，所以她似乎有些不知所措，她毫不掩飾地說。

「媽媽，妳最近怎麼了？看起來很奇怪。」
「恩，我正在製造回憶。」

醫院休息室的風景

今天的心情：陰天

　　我今天是第一次在精神科候診時仔細觀察周圍。這是一個寂靜的空間，即使一根小小的髮夾不小心掉在地上，也會被遠坐的人聽到。掛號的護士、前來就診的患者，都像正在談論不能讓別人聽到的故事似地，只用兩人聽得到的音量小聲交談。我不喜歡這樣。為什麼精神病是必須隱藏的病呢？為什麼坐著的大家臉上都像是藏著不能被發現的祕密呢？候診者之多，更讓人對這片寂靜感到驚訝。我常常沒有座位，從進來就只能站著。我每次來醫院，都會想起夏目漱石所說的一句話：「看似太平的人，只要敲擊心靈底層，就會傳來悲鳴。」

　　來精神科的人，必須下定決心把一整天的時間都花在醫院裡，沒有催促的方法，也很難看到臉色焦急的人，大家只能靜

靜等待看診。

在候診室的人都知道，進入診間後，有的人會有很多話要說，也有人會哭得不可開交。因為大家都是有經驗的人。看診時間可能是三十分鐘，也可能只有十分鐘。在這裡，一切都不可預測。因此大家都知道不能著急，只能安靜等待。

偶爾也會出現騷亂，大部分發生在患有妥瑞氏症或注意力不足過動症的兒童候診時，但無論發生多麼吵鬧的事，大家都不會抱怨。

穿著髒兮兮夾克的中年女性、手指甲沾滿油垢的中年男子，以及看起來還是小學生的男孩一起坐著。這對父母似乎有些焦急，不停撫摸孩子的背，偶爾會嘆氣。孩子不知是否瞭解父母的心，只沉迷於手機遊戲，似乎不瞭解治療方法的父母則滿臉悲傷。

在候診室裡，只有滿臉沮喪的人，以及心靈創傷的人。大家在各自的位置上善良地生活，卻被無情的人和事踐踏，陷入枯竭的狀態。這裡聚集了嫩芽般柔弱的孩子，也匯聚了不知道

如何面對別人帶來的傷痛，將這些痛苦積在心裡後罹患心病的人。有些人因為害怕他人對精神疾病的偏見，不敢對家人和公司說自己去看病，也有人因為害怕留下就醫紀錄，所以放棄保險優惠，承擔昂貴的醫療費。

患者尋求治療的理由不是為了治癒精神病症，而是為了瞭解自己。

卡倫·荷妮（Karen Horney）

一定要吃藥嗎？

今天的心情：陰天

　　如果在字典中尋找「治療」兩個字，就會出現兩個英文單字，那就是 cure 和 heal。這兩個字都用來表示「好轉」，但所包含的意義卻有所不同。cure 具有透過藥物或醫生讓病好起來。heal 如果使用現在式，就會成為我們喜歡的 healing。healing 則主要有治療心靈的意思。

　　我並不樂見孩子吃精神藥物，吃精神科藥物，與去精神科看診，並向醫生諮詢病情這兩者有不同的意義。我一年 365 天都在服用醫生開的荷爾蒙藥物，因為我身上掌管荷爾蒙的身體器官完全被切除了，如果不馬上吃，身體就會陷入嚴重的混亂狀態。雖然我瞭解停藥是多麼危險的事，但還是希望孩子能早日停藥。

西藥服用後馬上就見效，憂鬱的心情似乎也完全消失了，也不再有想自殺的想法。孩子看似處在很平靜的狀態，但這種藥卻會降低孩子的注意力，另外，她的睡眠時間急遽增加，也會頭暈並感到噁心。我似乎把孩子的人生換成了藥，但我一點都不樂意這麼做。我總覺得藥物反而妨礙自我治癒。因此，我傾向相信可以透過 heal，治療孩子的憂鬱症。

　　現在孩子吃的藥是抗憂鬱症藥以及抗焦慮藥。醫生也會依據需求，另外開安眠藥和鎮定劑。抗憂鬱藥物可以調節荷爾蒙，將憂鬱的情緒轉為快樂的情緒。大部分憂鬱症患者因為荷爾蒙不平衡，為了恢復到原本健康的狀態，不得不服用藥物。這些藥吃下去後不會立即產生效果，要持續服用才會有效。憂鬱症藥物不能一次開太多。因此，醫生會採取慢慢增加劑量的方式，但這往往會讓患者和監護人懷疑病情是否正在惡化。

　　與抗憂鬱症藥物一起服用的抗焦慮藥是希望孩子盡快切斷憂鬱的情緒所開的藥。據我所知，這是吃越多，依賴性越大的藥物。但是，醫生們卻很少減少藥量，因此經常發生患者草率

停藥反而延誤治療，並且還要吃更多藥的情況。大多數患者和監護人都對藥物抱有同樣的想法，但我們對藥物的瞭解是有限的。雖然我告訴自己要完全相信醫生，但這並不容易。

孩子吃藥已經兩年多了。我常常看著吃藥的孩子，埋怨上帝為什麼不給孩子她可以承受的考驗。孟子所說的「天將降大任於斯人也，必先苦其心志」，對我來說太遠大了，我不需要孩子有天大的使命，只希望孩子能戒掉一些藥。

我總是在尋找治癒的方法。我一邊尋找其他國家醫生的有名療法，一邊埋頭思考，並買入最貴的 Omega 3[3] 產品。我曾經以為，為了治癒身心而前往山中的人是精神有問題的人，但現在我想帶孩子上山。

然而，我們現在能夠立即實踐的方法只有依靠絕對幸福理論。如果有能讓孩子一定會感到幸福的事，我希望孩子能完全沉浸在那件事之中。在心靈需要休息的時候，如果自己正在做幸福的事，那就像待在安全網裡一樣。我認為，即使處在艱難困苦的狀態，這種方法也有助於克服困難。我在思考能讓孩子

感到絕對幸福的事物是什麼，應該是好吃的東西或畫畫吧。我們已經不節食了，所以可以不斷買或做美食來吃。這是依循佛洛伊德的快樂原則，只做幸福快樂之事的生活。

我現在的心情是，只要能停藥，做什麼都可以。

[3] 譯註：有不少研究指出 omega 3 有治療憂鬱症的療效，但也有一些研究認為效果不佳。

醫囑

今天的心情：陰天

為什麼每次都會覺得痛苦呢？仔細回想，我似乎直到現在都沒有改進。雖然大家都覺得自己會反省，但還是會因為自己的錯誤受到同樣的懲罰。即使不打破僵局，我是不是也已經走到了盡頭？

難道我無法得到更溫暖的安慰嗎？目前為止，我一直想得到安慰，這表示我依然有想依賴別人的意思嗎？

「妳打算一直埋怨別人到什麼時候？」
「這不是那麼容易好的病，妳要挺住！」

醫生今天也挖空了我的心。到目前為止已經換了兩位醫

生。治療女兒憂鬱症的第一位主治醫生用絕對不顯露情緒的中低嗓音，面無表情地進行治療，我感受到他只是義務性的傾聽，而非用心治療。醫生選擇不帶情緒，盡量從客觀的角度進行治療，但對傷痕累累且敏感的患者來說，這是另一種傷害。事實上，想找到適合自己的醫生並不容易，因此我們跑了許多家醫院。我非常擔心女兒覺得難以和醫生溝通，甚至不信任醫生，最終拒絕接受治療。

憂鬱症也有遺傳因素，越是正直且有道德的人，憂鬱的特質就越重。這樣的人為自己設定了很高的標準。無論是在社會上或人際關係上，都具有能夠充分成功的優秀特質。可以說，成功和罹患憂鬱症之間只有一線之隔。

妳先原諒自己吧！也原諒妳的家人和老公，然後請思考妳真正期盼的自己是什麼樣子。擺脫憂鬱，首先必須更瞭解自己的狀態，更重要的是，監護人不能感到憂鬱。

現在，患者也對醫生隱藏自己的心，所以想必會需要花很

多時間。

　　請不要期盼子女戒除精神科藥物。憂鬱症不像感冒，不是三天就能痊癒的病。「心靈感冒」這句話其實不太正確。患者有可能一輩子都停不了藥，但請無條件相信孩子，不要過早提出建議。母親現在不是給患者建議的時候，而是不論孩子說什麼，都要安靜傾聽的時候。

　　如果沒有自信做到，請到病人看不到的地方去。

　　比起尋找自己的長處，更優先的是承認自己的失敗。請不要把患者當作需要單方面照顧的對象。不要忘記，病人也能體諒監護人的心情。

　　我即使聽到好話，也很難得到力量，即使是有幫助的話，我也能從中挑出刺。好日子真的會到來嗎？不用在不同醫院奔波的日子會到來嗎？難道要繼續過著在醫生面前暴露自己全部的醜陋，無法隱藏自己祕密的生活嗎？要持續回想以前美好的時光，藉此挺過每一天嗎？我說出的羞愧記憶和後悔記憶都是真的，但我現在好想停止自我揭露。

Chapter 04

與憂鬱症同行

女兒的空房間

我坐在女兒的空房間裡。

這是個充滿悲傷的房間。

這是很難稱之為空間，非常小且孤獨的房間。

是女兒曾經等待媽媽，獨自入睡的房間。

什麼都得做

今天的心情：陰天

　　昨晚我又夢見自己在生女兒。看著出生的嬰兒，我的眼裡噙滿淚水。每當我感到內疚時，我就會想像把長大成人的女兒放回肚子裡，再生養一次。雖然這是不可能實現的事，但不知為何，我卻認為這樣的想像能安慰自己。

　　仔細想想，我安慰自己的方式總是不合邏輯，我常常將痛苦和失去正當化。當我錯過了適合自己的工作時，我會安慰自己某處一定會有更好的位置。甚至對闖出無法承受的禍害後不知去向的老公，我也用了沒邏輯的方式發洩自己的怨恨。但如果不是這種方法，我能解決對老公的怨恨嗎？老公是女兒罹患憂鬱症的原因之一，也是讓我痛苦的人，所以如果我不用這種方式發洩對他的不滿，我可能一刻也活不下去。

我表面上告訴大家「什麼都不要問」，但內心卻明顯需要他人的安慰。朋友曾對著想和他人談心的我說：「妳怎麼會和那樣的人結婚呢？」這句話聽起來像是親切且堅決地告訴我，我的人生已經崩潰了。沒錯，他說中了我的痛苦。

　　我的私生活沒有半點值得驕傲的地方，因此我絕口不提，然而，還是有人試圖打探，他們也許是不瞭解我的痛苦吧。我有時想乾脆坦承自己的痛苦，並和一直在我心中和我爭吵的老公和解。對我來說，坦白就好像告訴自己確定不會再發生相同的痛苦。如果現在不解放被貼上加害者標籤的老公，我們母女的人生將永遠處在憂鬱的監獄裡。過去，我為了保護孩子，在老公不在的空位上，孤軍奮戰，即使現在像債主一樣討債補償過去的自己也沒有用。孩子已經罹患憂鬱症了。

　　我過去是個只會不斷要求孩子，什麼都沒為孩子做的媽媽。老公現在對我們比之前更親切，我推測他是對過去的事感到抱歉和心痛。但他也只是感到愧疚而已，並沒有立即改變我們處境的超能力。身為父母，我們應該為孩子做任何事，但我

們卻沒有能力做到。我能做的只有抹去怨恨，接受命運。

我這麼痛苦，老公怎麼能這樣對我呢？在我這麼辛苦的時候，他究竟在做什麼？為什麼他只能為我們做這麼一點事？我用眼淚抹去了無數想追究的怨恨。我必須一個人克服痛苦，這就是我的命運。只有在與命運的抗爭中獲勝，我才能感受到從未有過的喜悅。如果想為子女做任何事，我每天都必須勇敢。

自由生活

今天的心情：日漸晴朗

　　我曾經以為只要取得成功就會幸福。如果能擁有好東西，
住進好房子，送孩子上好大學……

　　如果一一實現這些願望，幸福也會逐漸累積，並停留在我
的生活中。

　　這些東西雖然很難得到，但即使獲得了也不會累積起來，
很快就會消失了，只能用其他幸福來填補。幸福到底在哪裡呢？

　　奇怪的是，我過去總是被「必須尋找幸福」的強迫症所束
縛。偶爾理應幸福的時候，卻沒感受到幸福，反而很容易陷入
不幸，甚至找不出不幸的理由。我也會把看起來幸福的人和我
自己比較，嫉妒他人的幸福，並埋怨自己的不幸。我羨慕與老
公離婚並獲得巨額精神賠償的朋友，她用這些錢讓兒子上昂貴

的課外輔導班是很令人羨慕的事，她的兒子接受課外輔導後，在模擬考中取得好成績也讓我感到嫉妒。我總是想和看起來幸福的人疏遠，他們也離開了不幸的我。我只能在承認幸福的同時，也接受不幸，這就是人生。

　　我專心察明智慧，狂妄，和愚昧。乃知這也是捕風。因為多有智慧，就多有愁煩。加增知識的，就加增憂傷。

〈傳道書〉

　　這是我在聖經中偶然讀到的句子，這些句子久久留在心中，不斷迴響。我現在什麼也不需要，我遇到的狀況不必擔心，不用抱怨，也不需要因為對家人感到愧疚而在深夜驚醒。我只想好好珍惜每一天。就這樣痛苦地過日子，什麼都不會改變。

　　世界上有很多無法計算或無法解釋的東西。幸福不就是其中之一嗎？如果問我：「幸福是瞬間的感覺，來了之後馬上就會消失，這樣究竟能感受到多少？」我只能籠統地回答：「很多，

就像天地一樣。」

　　在經過祈禱也沒用的苦難夜晚後，我明白了：如果能在日常生活中發現像沙子一樣散落的小小幸福，就沒有時間嫉妒他人的幸福。從那時起，我將擺脫「要幸福」的壓迫，真正自由地生活。如果那樣的日子到來，我可能會想炫耀好不容易找到的幸福和自由。畢竟，人就是不炫耀就無法忍受的生物。

想活得像個人

今天的心情：晴天

　　在沒來由的悲傷突然降臨的青春期，我常常偷偷看著鏡子哭。眼淚順著臉頰流下來時，我會把桌上的鏡子放在我面前，這個奇怪的舉動神奇地能讓我馬上收起悲傷。親眼看到自己哭泣臉龐的瞬間，悲傷會聚集到一處，並馬上爆發；但之後，眼淚隨即就像沒流過一樣乾涸了。夏日的驟雨一過，陽光灑落，濕地就消失了。眼淚乾涸的速度太快，讓原本打算放下鏡子繼續哭的自己，感到驚慌失措。我現在想回到青春期，盡情地哭泣。「大人不能哭，尤其媽媽的話更不行。」我討厭聽到這樣的話，為什麼不能哭呢？我都快因為悲傷而死去了。

　　作家約翰‧伯格（John Peter Berger）針對像人的生活發表了自己的看法。他認為活得像個人比任何事都重要，不管遇

到什麼困難，都要充滿活力地渡過，哭泣是弱者才會做的事。在向巨大的命運拋出自己人生的同時，只要能活得像個人，每天都能從晴朗的天氣和所有雲朵的美麗中感受到快樂。

按照約翰・柏格所說，要活得像人是很難的。雖然看起來容易，但仔細閱讀他所說的話，會發現這是很難的。很多人說大人不能哭，為什麼不能呢？這句話的意思應該是，不論我的人生遇到什麼困難，都要勇敢面對，不要陷入憂鬱，不要總是關在房間裡流淚。但我想放聲大哭，只有這樣我才能活下去，而且，這才是真正像人一樣活著。

我感到寒冷，所以打開電熱毯，蒙著被子哭著睡著了。我的背變得暖和多了，多虧棉被，打造了陰暗的環境，很適合哭著睡著。一覺醒來，忘得一乾二淨的飢餓感湧上心頭。我把湯熱了泡飯吃，吃了一頓沒有配菜的飯。吃了之後腿才有了力氣，才能再次跨入痛苦依然存在的人生當中。現在能救我的只有冷飯和電熱毯。

變更路線

今天的心情：晴天

　　我記得我十四歲時的樣子，為了穿滿三年，我穿著不合身的大校服，臉上還帶著稚氣未脫的小學生氣息。那時，我炫耀著任何人都難以否認的穩重，並決心成為媽媽的監護人，那時的生活非常窘迫，我將小房間讓給弟弟，搬到主臥房和媽媽一起住。每天晚上我都會靠著媽媽的背，聞著媽媽的味道睡覺，媽媽總會摸著我的長髮，那雙手很親切，所以我總想多感受一下那平和的瞬間，雖然因此不想睡覺，但最後還是會慢慢進入深層睡眠。

　　長大後，我決心永遠不要像媽媽那樣生活。在決定重要事情時，我會先想想如果是媽媽的話，會做出什麼選擇，並選擇和媽媽相反的方向。如果知道這個事實，媽媽或許會覺得我做

得很好，但內心也許會感到遺憾，所以這是永遠不能對媽媽說的祕密。但是和媽媽吵得很嚴重的某天，我還是說了：「我不想像媽媽那樣生活！」並因此後悔很久。

這樣的我，最近的生活和媽媽一樣。我走進孩子的房間，撫摸睡著的女兒的額頭和頭髮，就像我母親一樣，用手向雖然醒著卻裝睡的女兒傳達自己的心意，雙手比一百句話更能讓人得到溫暖的安慰。如果得到這樣的撫慰，原本堅硬的心就會變得柔軟；感受那雙手，會讓人不知不覺變善良。在沒有任何支持的我的世界裡，當我拖著疲憊不堪的身軀搭地鐵回家時，我突然很想念媽媽，這與在媽媽的溫暖下撒嬌的心情很相似。但我為什麼對女兒那麼嚴格，那麼吝嗇給予溫暖呢？我比任何人都愛女兒，但為何總是嚴厲地鞭策女兒呢？

我想盡最大的努力彌補在女兒那裡失去的分數，就像現在這樣，以沒有比撫摸女兒更重要的心情，把隱藏的愛盡情釋放出來。解開綑得緊實的包袱後，我湧出非常多情緒。面對突如其來的愛的攻勢，女兒顯得驚慌，但幸好沒有露出討厭的神色。

我希望女兒的生活能比現在更安樂；希望女兒能和喜歡的人一起吃好吃的東西，在幼稚的玩笑中開懷大笑。我期待能和女兒徹夜聊天，並希望找到隱藏在日常生活各角落的耀眼瞬間，同時全心全意享受這些。最重要的是，我希望能將這段時間無數個搞砸和白費心力作為教訓，藉此機會徹底改變人生的路線。

　　我還在努力，現在我正積極書寫遲來的文章。雖然書寫總是需要勇氣，但是我下定決心每天都寫，我的文章是非常重要的訊息，表明我不想和媽媽過一樣的生活，也宣示我要盡情享受過去沒能好好享受的一切。

被書治癒的生活

今天的心情：晴天

　　我曾經很討厭人，想逃到沒有人的地方去；只要能去到人類不存在的星球，即使負債也行；如果死才能到達那種地方，即使不惜死亡也想逃到那裡。人聚集的地方就像地獄一樣，如果問我為什麼會那麼討厭人類，雖然不知該從何說起，但肯定是長久以來，就一直帶著這樣的厭惡。我從小就看清自己不需要什麼，並思考他人在想什麼，對我表達好感的理由是什麼。

　　為了更瞭解這些，我專注於研究周遭的人。我的身邊充滿誤以為踩著他人站起來，就是有能力的人；對別人受傷不聞不問的人；要對使自己受傷的人進行報復才能舒坦的人；以及認為人的本性就是如此，進而將自己的錯誤行為合理化的人。在這樣的氛圍下，如果不成為這種人，甚至會被他人認為是不成

熟或社會化不足。尤其女人又更害怕無法融入群體，我看過那種如果情況對自己不利，就會把眼淚當武器用的女人；也看過躲在他人後面裝弱，但比任何人都殘忍的女人。雖然和這些人在一起心情會不好，但人類是群居動物，沒辦法不與他人一起生活，所以我每天都很痛苦。

對他人狠得下心，可能是我天生的特質。我比較擅長製造憎惡，而且很執著將雪球越滾越大，怨恨他人是我給自己的殘酷懲罰。某天，我在女兒身上看到了過去自己，因為對世界不滿與對人類失望而寒心的樣子；雖然女兒很多地方都像我，只有這個我不希望她遺傳到我，但女兒卻連這點也和我一樣。

我現在已經無處可逃，為了女兒，我走到了非改不可的絕路，想要改變自己，就需要能衝擊自己的東西。這時，我突然想起卡夫卡所說的話：「用書打破我們內心冰凍的大海。」

在任何地方都無法平靜的我，急忙進入了書的世界，我不是為了成為更優秀的人而閱讀，而是懷著渴望生存和變化的心情閱讀。在自我所剩無幾的狀態下，連懸在心中一角的自信心

也下降，讓我無法好好肯定自己。每當這時，我就會翻開書本，閱讀後就能維持沒有雜念的心。

不久前，我還想著「自己活不下去了」，現在想想那真是莫名其妙的想法，我最近變得非常平靜，平靜的心並不意味著不會動盪，只是那些情緒都是短暫的，大部分的人都會認為這樣的狀態是「very good」。雖然有時我仍會過於擔心在憂鬱與不憂鬱間來回奔波的女兒，並因此焦急地流淚，但我不會再像以前那樣，將女兒的憂鬱原封不動帶到自己身上。這一切的變化都歸功於書本。

我看到了原本擦亮眼睛尋找也看不到的希望，並隱隱約約領悟到人生的樂趣，我盡可能對想避開的人寬容一點，並因此看到了他們意想不到的一面。我的生活方式發生了翻天覆地的變化，我的生活現在不全是痛苦的，而是增加了些許快樂。

最重要的是，我遇到了像我一樣喜歡閱讀的人們，因為大家都是生活有些不順遂的人，所以都能同理彼此的痛苦。也因為我們都比較怕生，所以很難馬上變熟，但是一旦變親近，通

常就會變得很要好。這些人都很認真，大多數人個性也都很不錯。

我現在感受到的幸福和女兒沒有什麼關係，孩子的憂鬱症依舊存在，不同的是，我現在很幸福。這是一件相當重要的事，意味著我的幸福完全不依靠孩子，在一定程度上，也代表我成功塑造了屬於自己的人生，我認為這是非常可取的現象。如果女兒也能閱讀，相信會發生比這更驚人的事，遺憾的是，女兒尚未被書所吸引，把孩子帶到書面前並不容易。這真的很可惜，她為什麼不知道書是這麼好的東西呢？

思連伊林蔭道

今天的心情：風和日麗

　　曾經有一段時期，一提到旅行，我會先想到錢。在想像旅行的同時，我會習慣性地計算旅行時不得不花的那些錢，並對自己說：「這些錢可以用來支付幾個月的補習費，也可以用來多上幾次一對一指導……」我計算的標準是占生活開銷最大的孩子課外輔導費。

　　對我來說，旅行讓我再度確認自己生活窘迫的事實。旅行就像掛在天花板上的「大麥鹹黃花魚乾」，總有一天會吃到，但現在只能欣賞。黃花魚散發出濃烈的味道，有人故意用不知是褒還是貶的稱號「偷飯賊」，來形容黃花魚的味道。但真的吃了會覺得「就是這種味道，也沒什麼，是我知道的味道。」如果這樣告訴自己，就會暫時忘記想吃黃花魚的慾望，我對旅

行也是抱持著一樣的想法。

對孩子來說，有許多比錢更重要的東西，但因為我對錢的價值觀，所以孩子錯過了許多經驗。我很晚才發現這個事實：每個經驗都有其適合體驗的年紀。因為我，孩子失去的經驗中，還有學騎腳踏車的經驗。孩子到現在都還不會騎腳踏車。不細心、遲鈍，如同瞎子般的媽媽，連騎腳踏車的方法，都沒有及時告訴孩子。

就像某首歌的歌詞「拋開一切離開」一樣，我有時候想毫無留戀地拋下一切，並離開。拋開一切並不是放棄生命的意思，而是想暫時停止這樣的生活，瞬間移動到陌生的空間。

我曾經花四天三夜的時間在濟州島看海，把時間花在忘卻一切上，直到看得無聊了，就隨意吃吃喝喝。那時，我逛了勉強能容納兩人的老街。望著大海時，我還看到了透過大海獲得平靜的女兒。去旅行就能發現很多新奇的東西，一起旅行的旅伴，是我平時認識的那個人嗎？原來她有那樣的一面，原來她是可以如此親切對待我的人啊！原來她是個有可能因為小事笑

得很開心的孩子。

　　我在電視上看過中國的京劇變臉。這是快速變換臉上的面具，透過面具表現人物內心的戲劇，演員手的動作很快，就像魔術一樣。因為速度太快，有時會想他們是不是真的換了面具，感覺演員好累啊！

　　如果人生是戲劇，我認為既是悲劇也是喜劇，我想把至今為止孩子一直戴著的無數面具，從她的臉上摘下來。她在家是善良的女兒，在學校是成績優秀的模範生。她究竟為了換面具而吃了多少苦呢？

　　濟州島旅行第二天清晨，我們去了思連伊林蔭道（사려니숲길）。森林似乎是為了將擁有的東西毫無保留地拱手相讓而存在的，為了躲避世界上所有的噪音，我們進入了森林的最深處，聞著能感受到幽靜的森林香氣。我們被寂靜包圍著，陽光透過直衝雲霄的衫樹葉灑落下來。如果人類的手不摧毀森林，森林就不會改變，樹木或我站著的這塊地也不會改變。看著樹木，無止境地等待似乎不再只讓人感到害怕。

我在森林裡學到即使不積極行動也可以非常美麗，也就是說即便沒有事先制定吃什麼、怎麼睡、參觀什麼等，任何了不起的旅行計劃，也能充分享受一切，這也意味著不需要承擔任何責任。在森林中，我意識到，只要把生活中的絆腳石一一清除，就可以自由。

　　越是困難的時候，越需要到如森林般幽靜的地方獨自省思，焦慮的心慢慢恢復平靜後，我想對女兒說一句話：「我的女兒，我們挺過來了，現在，像站在森林裡的樹一樣盡情地呼吸吧！」

什麼都不做也沒關係

今天的心情：晴天

　　在因為憂鬱症而疲憊不堪的情況下，孩子對自己不透明的未來感到不樂觀，她一邊忙於治療疾病，一邊看著朋友們準備就業，腦中因而浮現了許多想法，她用比平時更憂鬱的聲音問道：

　　「媽媽，我就這樣什麼都不做行嗎？」
　　「妳現在不是閒著，而是正在作夢。」

　　孩子的夢想始終如一。她是個經常畫畫的孩子。學生時期她因為畫畫而駝著背的樣子，展現出她最真實的生活樣貌；那樣的身體就像足球運動員朴智星的腳，或芭蕾舞演員姜秀珍的

腳一樣。孩子的手因為變形，手腕韌帶總是拉長著，她的肩膀也很僵硬，甚至有烏龜脖。即使身體漸漸發生變化，孩子也沒有放棄自己的夢想，在創作痛苦中呻吟的同時，她沒有害怕失敗，也沒有停止挑戰；害怕失敗的人反而是我。

我害怕孩子會面臨挫折的考驗，只要能擋住挫折，我願意用我的全身，去擋子彈。對孩子的夢想懷有不信任感的也是我；我總是懷疑她是不是在追逐虛幻的夢想，如果任其發展下去，她是不是會一輩子被經濟貧窮所困擾。

沒有財產的父母告訴孩子如何做不切實際的夢，這難道不是不負責任的行為嗎？是不是該讓她就此收起夢想？我的擔心無窮無境。雖然我心裡也感到驕傲，嘴上總是說著加油，卻無法完全隱藏不安的心情。

我是受著自己也感到寒心的教育長大的，在那個時代，沒有工作的人會被認為是永遠都會不幸的人。就像女兒想畫畫一樣，小時候的我也想成為畫家；那時，父母對我說：「當老師如何？那麼喜歡畫畫的話，就當興趣嘛！」當時，畫畫之類的

工作，普遍被視為一種無法餬口的興趣。那是個把畫家稱為工匠的時代，所以這也是無可奈何的。

但最終我沒有聽從父母的話，而是找了與繪畫相關的工作。但之後，我很後悔為什麼沒聽父母的話成為老師。當時，只要能賺錢，我什麼都做，我從未想過不工作，更沒想到那段時間會發生更驚人的事。我那時把職業和人格畫上等號，擁有好職業的人就是好人，只要能賺很多錢，我不會去懷疑其人格。

現在，孩子還在畫畫，畫畫依舊是讓孩子心跳不已的事，會讓她熬夜，甚至忘記吃飯。她似乎產生了要繼續走下去的想法，我也感受到她「堅持到底」的決心，那樣的決心是身為父母的我不該忽視的。

最近不知是否因為之前的努力，得到了認可，大小不一的補償一一到來。女兒受到委託進行外包工作，參加比賽也得到了獎金；但是她仍然擔心自己不能進入像樣的公司，所以承受著壓力。如果聽到朋友被雇用的消息，她就會關上房門，翻找自己工作的工具，並檢查自己的文件夾，同時重新寫世界上最

難寫的自我介紹書及簡歷。孩子害怕自己會過著無業的生活，所以無法自在。

我希望孩子放棄要拿出像樣名片的強迫症，我希望她不要被朋友們拿出的名片嚇倒，並因此變得畏縮。沒有成為什麼了不起的人物也沒關係，什麼都不做也可以。

我希望她能瞭解成為生活的主人是什麼感覺，我希望她不要急於追逐金錢或出人頭地，而是能創造慢慢思考夢想和生活的時間。我希望她能思考該如何生活，並讓自己幸福。我反覆強調，比起早上被迫睜開眼睛，擠地鐵上班的上班族，自由創作者更帥氣百倍。如果孩子又坐在桌子前重新寫履歷，我就要她讀讀金重赫作家的話。

所謂的才能，似乎是在不恐懼成為他人負擔，也信任自己的狀態下，學會忍受時間盲目流逝之後產生的。如果能繼續堅持下去，才能終究能有所發揮。

年輕時所受的苦

今天的心情：風和日麗

　　女兒系上的教授聯絡我們，他提議要推薦女兒到大公司就職。孩子的夢想是成為自由創作者，她認為創作者進入組織的瞬間，自己的創作就會停止。在這種情況下，大人們給的建議大同小異，都是告訴她從累積經驗的意義上，上班族是值得嘗試的選擇。

　　有些人會不動聲色地推波助瀾，並表示特別是像現在這樣經濟不景氣，青年失業嚴重的情況下，想得到就業機會就像摘天上的星星一樣困難。我反對那些人的意見，但是在我給女兒建議時，我必須非常小心，不能被她視為強迫，我必須在不越線的情況下，給予意見，並等待孩子的最終選擇。無論選擇什麼，那都是她的選擇，也是她自己的人生。

我可以自信地說，我年輕時吃了很多苦。這除了是自己的選擇，也是因為發生了許多無法控制的情況，所以我反對孩子走上會吃苦的路。我以青春為代價所吃的苦，沒有對我的人生有多大的幫助。年輕時受的苦，讓我不由得只想著這些辛苦能得到的回報。希望得到回報的慾望隨著我所受的苦一起變大，辛苦的時間越久，想得到補償的慾望越大。

　　在付出沒有得到相應的回報時，我就會耍小聰明；看到受的苦比我少的人，我會恨那個人。一想到不論怎麼辛苦，都不會改變的人生，我就變得很憂鬱，我實在無法理解，為什麼有人總想把那樣的辛苦傳給孩子們。難道希望他們吃苦並走向崩潰嗎？辛苦和熱情是截然不同的，但是，很多人卻認為願意吃苦的人才擁有熱情。

　　我忘不了我主修設計，以及做第一份工作的時候。我當時遇到的狀況以現在的話來說，就是「熱情 pay」。那段時期，公司以我在學校所學不足為由，毫無顧忌地榨取年輕人的勞動力，而現在依然隨處可見「熱情 pay」。特別是在創作領域或

需要熟練技術的領域，很多人仍然認為這是理所當然的。我不希望由我親手為女兒打開這扇門。

有人不重視錢嗎？沒有人討厭錢，但不代表我們要為了錢付出一切。難道我們要像犀牛一樣莽撞地做決定嗎？難道要無視不正當的歧視，並忍受上司異常的言語暴力嗎？雖然人生不會總是順遂的，但我決不願意過放棄自我並隨波逐流的生活。

但遺憾的是，像這樣忍受痛苦成長，並不會培養出耐心，只會產生對世界的憎惡。許多前輩覺得自己就是這樣在社會上被欺負的，所以後輩也要被欺負才公平。忍受這些苦難，真的就能贏來新的人生嗎？也許是我太無能了，在社會打滾的那些年，我只消瘦了身體，增長了些小聰明，卻丟失了純真。我不能讓女兒也經歷我年輕時的辛苦。

許多人都希望成為龐大組織的一員。相反地，孩子的創作在龐大的組織中，將面臨死亡。把世界的美和人生的燦爛裝進畫中的時間都不夠了，為什麼一定要把在黑暗的陰影下渡過的痛苦時間昇華成畫呢？對本來就很憂鬱的孩子來說，組織生活

反而會成為毒藥。但是無論在哪裡，都有人反對這樣的觀念，他們認為只有成為千篇一律生活中的一員，才能感到安心，我對這些人真的感到很厭煩。

威脅「如果不馬上從事能賺錢的工作，就可能會出大事」的人們，雖然裝做把他人的煩惱當作自己的事，但面對這些人時，我還是覺得他們只是在強迫他人。況且，他們也每天都在凌晨上班時，咒罵公司和上司，並在心裡寫辭職信。

對那些把不存在的正確答案，強加在他人身上的人，我會盡力拒絕。現在我打算果斷地分配自己的金錢和時間。我也希望女兒能思考自己忘記的是什麼，用新的圖畫裝點自己的人生。

我希望她盡情旅行，或什麼都不做，無聊地發呆，但無論如何，這都只是我的想法，我只能靜靜地看著孩子邁出下一步。

秋景的細微變化

今天的心情：晴天

　　秋天讓我眼睛發亮的瞬間，是發現自然的陽光和事物交會之處的時候。當陽光照著風景，我望著反射的顏色和清晰的影子，不到三秒的短暫時間，就會產生彷彿來到天國的錯覺；孩子來到我身邊靜靜站著，風景就會變成美麗的圖畫。

　　一個細緻的細節比所有生活風景能發揮更大的力量，孩子是秋天這幅畫中，最重要的部分。最近，我經常在日常生活中，發現想珍藏的東西，雖然是微不足道的瑣碎瞬間，但過去一直都錯過。

　　坐在發出巨大聲響的地鐵上，看到呼嘯而過的閃亮漢江時，陽光從窗戶灑入，被閃得只能張開一隻眼睛時；大步走在前面的女兒放慢速度，並小步慢走的瞬間；看著訂購的咖哩流口水

的瞬間，這所有的小驚喜雖然短暫，但發現的瞬間都有時間定格的錯覺。

　　瑣碎的事情中，沒有一件事是真的索然無味的。我從來沒有像最近一樣，覺得每個瞬間都很珍貴，所有的一切都只是一瞬間，卻都讓人感到新奇。

　　我和女兒正在熟悉各自度過閒暇時間的技巧；這段時間，我和自己獨處，孩子也和她自己相處。過去沒有感受過的能量，正包圍著我們。我們雖然長期不穩定，但還是盡力在似乎永無止境的黑暗隧道中認真摸索。

　　即使不貪心，不跑得氣喘吁吁，縱使我們的人生不再舉辦慶典，我們也會重生為把所有瞬間都當成幸福的人。

　　我們每天都是這樣努力著！

安慰的餐桌

今天的心情：晴天

　　我們傷心了好長一段時間，現在不再追究誰傷害了誰，因為現在是心需要休息的時候。我們心中的空位會自然而然被某種東西填滿，所以沒有必要每天都焦頭爛額地等待那一天的到來。如果有天我和女兒的心充滿了一切，我希望時間能夠靜止。但是，心無法休息的時候，我就會盡力做菜來安撫焦慮的心。

　　小時候我常常懷疑媽媽是真的愛我嗎？媽媽總是受不了爸爸不在，且不接受這個事實，總是以夢想著另一個世界的眼神凝視著遠方。每當這時，我總是不得不懷疑媽媽的愛。長大後，以成熟的心來看，才發現母親對子女的愛是無懈可擊的。回想當時，我不知道什麼是愛的事物，很多時候，許多事物都飽含母親的愛。當時的我是個不孝女，每天都會哭，但能讓我這幼

稚的疑慮一瞬間消失的，就是坐在媽媽煮的一桌菜面前的時候。

一到早晨，聽著廚房裡做菜的聲音，我就會醒過來。我聽著咔嗒咔嗒的器皿撞擊聲，以及木砧板上切菜的聲音。因為想賴床，一翻身，又會聽到咕嚕咕嚕水沸騰的聲音，我聞著食物的味道，穿著睡衣慢慢站起身來，坐在餐桌旁想著：「啊，媽媽果然還是愛我的！」我總是在那個當下，下定決心要再一次相信媽媽的愛。

我也每天為孩子煮飯，今天是燉白帶魚，我挑選了看起來最甜的蘿蔔，買一隻肥厚的濟州白帶魚；為了喜歡吃辣的孩子，還盛了一袋青辣椒。我肩上揹著沉重的菜籃子，愉快地走著，我想和糕點店的大叔打招呼，也想和賣水果的大叔搭話。我叫住前面一個拿著塑膠袋而不是菜籃子的大嬸。

「大嬸，最近好嗎？」

事實上，這句話就是問候「您家平安嗎？」的意思。

沒有大事的生活，就會像這樣精心備妥餐桌吃飯，如果家裡有令人擔憂的事，首先廚房會變得很安靜，相反地，如果家裡有喜事，廚房就會成為最吵雜的空間。

　　這陣子，我常常和自己說話。

　　我對自己說，嘿，妳看，我現在不憂鬱了，我的女兒也好轉了。

　　我像其他人一樣平凡地生活著。每天煩惱家人晚餐要吃的菜餚，熬湯時偶爾會打瞌睡。我很認真看電視購物節目，購買昂貴的黑琺瑯鍋。這不就是值得活的人生嗎？

作夢

　　每天下午，我都會聽女兒講她所做的夢。

　　孩子很神奇地每天都做夢，夢的內容大都虛無飄渺的，且往往都是現實中不會發生的事。有時讓人一聽就心驚膽顫，即使不委託佛洛伊德分析這些夢，也能馬上知道孩子的夢並不尋常。

　　有時她夢到遭到很多蟲子攻擊，全身被咬，或者和蟲子中看起來最屬害的蟲子打架打到筋疲力盡。有次則夢到在戰場上看著母親死去，或是夢到自己在躲子彈，九死一生。她還曾經夢過驚心動魄的冒險，或自己突如其來插上翅膀飛向天空。夢中的她手指會發出雷射光，擊退壞人成為英雄，追隨自己的粉絲是小學時的好朋友。這種程度的夢，就算說是科幻電影也不

為過。偶爾，她也會夢到沒流淚就不行的悲劇電視劇，因而在睡覺時抽泣或大哭，哭醒後，她會從房間出來說一句話。

「媽媽！我又做夢了，夢裡……」

接著又是新的故事。

說到夢，我也不落人後。小時候，每當夢到特別生動的夢，我都會纏著媽媽說，我常常懷疑媽媽是不是背誦了整本解夢書，她總是能迅速且自信地解夢。如果夢裡出現小孩，她會說：「妳可能哪裡不舒服，要注意身體。」我夢見鞋子變小而驚慌失措時，她會說：「原來妳有傷心的事！」並安慰我。

我長大成人後，還是像以前一樣很常做夢。但長大後做的夢也成人化了，大部分都是與現實有關的夢。不久前，我夢到和孩子一起去精神科看診，我在衣櫃裡挑選最華麗漂亮的衣服穿上，和孩子一起坐在醫生面前。

「不用再來醫院了。」

　　這只是夢中的發生的事，我做了如果不是夢該有多好的夢，可能是因為這是三年來我每天都希望發生的事，所以我幾乎每個月都做一次類似的夢。夢成為現實的日子似乎指日可待，即使離實現夢想的日子還很遠，我也不再像之前那樣陷入恐懼之中。在現實生活中，最先能感受到不用去醫院的是孩子，會告訴我這件事的不是夢，而是孩子。

「媽媽，我好像不用再去醫院了。」

　　我們一起痛苦，一起成長，現在，不論是訴說痛苦，還是談論希望，我都毫不猶豫。

　　我還沒有放棄作夢的權利。

Dream comes true !

像吳爾芙一樣，回到屬於妳的房間

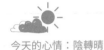

今天的心情：陰轉晴

　　我小時候的願望是擁有一間屬於自己的房間。在家裡生活困難的時期，我把家裡多餘的房間讓給了弟弟，和媽媽共用一個房間。我想躲藏的時候、不想和任何人說話的日子、想哭的時候、必須獨自決定些什麼的時刻，我都沒有地方去，只能在路上消磨時間。

　　與現在不同，那是個獨自吃飯、喝酒者很稀少的時代，一個女孩在街上徘徊是極其危險的事。回想當時我獨自渡過的時光，那真是很有價值；在那個去上個廁所也要和朋友手牽手一起去的時期，一個人在路上晃需要很大的勇氣。其實和朋友在一起，我並不安心，所以那段獨處的時光，讓我知道一個人也能很快樂，我也瞭解到獨自一人的舒適為何。最重要的是，因

為只有自己，所以我更加瞭解與他人一起相處的珍貴。雖然我練習獨立的時間很充足，但我還是成了沒有安全感的媽媽。

當女兒還是高中生時，在名為「畫出在下雨路上站著的人」的心理檢查中，孩子畫的畫與其他孩子截然不同。畫中下著傾盆大雨，路上站著一名女人，那名女人不僅穿著雨衣和雨鞋，甚至撐著巨大的雨傘，那是個全副武裝的人。心理諮商師的解釋是，女兒內心深處存在著比其他孩子更大的不安感。我的個性就是要做好因應壞事的準備，聽了那句話之後，我只想到要扮演好保護孩子的媽媽。

我成了對子女執著，最好是能干涉子女的一切，不希望子女獨立的母親。我很害怕身為母親的我，無法為孩子做所有的事，也不能承擔孩子人生中重要的決定。我常常擔心自己在不知不覺間做出奇怪的決定，並因此而退縮。如果想成為一輩子圍繞在孩子身邊的媽媽，我必須永遠都很堅強。

雖然晚了些，但我認為孩子應該像維吉尼亞 · 吳爾芙一樣擁有自己的房間。如果繼續這樣生活下去，我怕孩子會成為沒

有自信，無法忍受獨處時間且懦弱的人。

　　孩子也需要獨自思考、獨自決定的時間，這能幫助她打造堅強的心，使她不容易被任何人的意見和話語所動搖。她必須一個人犯錯、煩惱，並逐漸成為勇敢的人。

　　「媽媽，如果我獨立的話，媽媽會怎麼樣？」

　　不久前，女兒這樣問我。女兒已經在夢想擁有自己的房間了。

　　如果一個人獨處，首先會有解放感。但是，解放之後也會產生寂寞與恐懼。我相信，在自己的房間裡一個人獨處時，就會發現自己真正強大了起來。那是獨自一個人，也能快樂的空間；也是獨自哭泣後，重新獲得堅強生活力量的地方。我真心希望女兒有個能創造自己世界的房間，但我希望她明白，不是有了自己的房間就能好好獨立。

　　我希望她成為獨立心強，但不固執的人，我希望她情緒要

溫柔，思考要靈活，並希望她能享受一個人的生活，同時在人群中也能充分感受快樂，這才算真正走上了獨立之路。

女人想真正獨立，必須要有屬於自己的房間。這是理所當然的。

重新開始的心

　　我過去以為熱情的生活，是最好的生活。為了生活，我做好了把自己扔進熊熊火球中的心理準備。，我認為對熱情的熱切追求，才是真正熱愛自己生活的人該有的態度；我也認為工作成功的原因，是因為傾注了熱情，工作不成功是因為熱情不足；我總是處於過度熱情的狀態。

　　但只有熱情的生活隨著時間的流逝，逐漸出現問題，我從未沒想過熱情燃燒完後，會剩下空虛。到底為什麼沒有熱情會讓我這麼著急呢？不知道為什麼我只想著熱情，卻沒意識到自己如此孤獨。

　　在那樣的生活中，我反而成了一個冷靜的母親，只給人留下冷漠的印象。我的周遭當時聚集了許多人，會稱讚並想學習

這樣的熱情，那時我並不知道對周遭的人要特別小心言行，我因為過於熱情，所以沖昏了頭，但那份對熱情的執著，最終為我帶來了不幸。

然而，幸運的是，人類有著來回冷湯和熱湯之間的本能，就像我們吃了熱的東西後，會想吃冷的東西平衡一下；食物太熱時，如果不吹涼，我們就吃不下去。我們的人生到處都有像警告燈一樣，告訴我們該冷靜下來的警訊。

一開始，我的心情並不像現在這樣，我曾經有過多次想放棄的念頭。但事已至此，還能怎麼辦，也不能像小孩子一樣兩腳剁地哭鬧和耍賴。我當時想著，既然已經跌倒了，就先休息一下，先在這裡停下來，稍微休息一下，爭取時間，思考會有什麼辦法吧！

時間和心情產生餘裕後，曾經熾熱的生活溫度逐漸變成微溫，那些不平衡且雜亂無章的東西，竟然找到了自己的位置，這是意想不到的結果。

以前，我只執著於正確答案，並不斷逼迫自己，不論什麼，

我都堅持要做好。我不懂得耍花招，三腳貓功夫、差不多就好的心態等東西，不可能出現在我的生活中，我簡直像連一根針都插不進去，堅定且踏實的人。

但我最近每天都在玩，盡最大努力玩，並且用力休息，好像再也沒有休息時間一樣。就像所有瞬間都靜止一樣，我什麼都不做，只是任由時間流逝，我心中只想著如何吃好、睡好，並營造舒適的居住環境。

我把生黃瓜切成薄片，用鹽醃漬，將麵包表面烤得酥脆，並抹上美乃滋和芥末混合的醬料，放上醃好的黃瓜、火腿和起司，再拿出麵包刀，仔細切成好看的形狀。三明治雖然只是簡單的食物，但我也集中精神製作，盡最大努力摸索提升味道的精緻度。我盡全力愛著這些看似無意義的事物，彷彿我從一開始就希望過著讓無意義的東西，變得有意義的人生。

結果發現，我的生活與前年和去年相比，今年明顯過得更好。回憶起那些不相信日常生活會充滿幸福感的時期，飽含幸福的現在真是令人驚訝。我曾經詢問他人變幸福的祕訣為何，

但仍未找到明確的答案。完全放棄經濟活動，年過五十的女人，荷包不可能是滿的，所以我的幸福不是因為錢，我的老公依然如故，所以也不是因為他。孩子仍舊在吃憂鬱症藥物，與憂鬱症同行，因此也不是因為孩子。但奇怪的是，我感受到的幸福指數卻不知不覺地上升了。

如果說我有什麼變化，那只有一個，就是放下了所有的慾望，將心和大腦清空，甚至把房子裡的許多東西都扔掉了，並騰出了許多空間，因為這些空間，我充滿了驕傲。

我決心成為一個孤獨的散步者，我聽從自己的心，按內心的指示生活，我不再為沒意義的事耗費心神和精力，我盡量放鬆自己，輕鬆看待生活。我喝茶並閱讀，過著不過分擔心，只專注當下的生活，雖然孩子依然生著病，但生活對我更親切了。

悠然自得地活著

今天的心情：晴天

　　我過去買跨年手帳時，習慣避開沉醉在聖誕節氣氛中的人們，以及陳列著聖誕卡片的地方。手帳日誌的價錢從來都不重要，更重要的是用一年也不會損壞的堅固封面、能協助我制定具體計劃的分頁、紙張的品質、看起來成熟的設計等等。考量這些條件後選出的手帳，讓人期待會度過了不起的一年。但今年的日誌還剩下三分之二的空白，卻早已被我扔掉了。

　　新買的手帳日誌中記錄的不是具體的內容，只是像浮雲般虛無縹緲的東西。有一年，三月都過了，我才想起手帳的存在。開始寫手帳前，我首先想到的是明年要過得更好。比起實踐計劃，我在日誌面前煩惱明年計畫的時間更長。對新的一年野心勃勃的我，以及一年還沒結束就感到倦怠的我，就好像完全不

同的人，我總是因此感受到超越慌張的罪惡感。

不久前，我才放棄這種迎接新年的老套方式。人生又不會按計劃進行，為什麼要這麼認真計劃呢？如果想寫日記，也沒有必要買昂貴的日記本。過去，我每年都嘗試要好好過日子，但都沒有按照我的計劃實現，不久前，我才領悟到，富足的生活並不是在昂貴且漂亮的日記本上，制定的宏偉計劃。

在承認自己有著必須過好生活的根深柢固強迫症之後，我的心反而變得舒暢了。不被認可沒關係，沒賺很多錢也沒關係，我決定不去理會別人說什麼，只聽從自己的心慢慢走。

如果幸福能累積，那該有多好，如果今天特別幸福，就能將這些幸福存到可能不幸的明天，但幸福的原則是當天生產，當天消費。

第二天就要重新創造幸福。其實我們很幸運，只要下定決心，就能按照自己的意願去做。再加上幸福對任何人都是公平的，所以沒有必要和他人就幸福的所有權進行爭論。如果偶爾出現「為什麼只有我不幸福」的想法，只要仔細思考就會知道

理由，那是因為我們會不知不覺地更換幸福的標準，所以不幸福是我們自己造成的。

只要孩子找到工作，似乎就會幸福，只要升遷，似乎也會幸福，我雖然曾經這樣夢想著各種幸福，但幸福卻已經遠去，不復存在。我曾經想著，如果孩子成績好，我就別無所求，但孩子生病後，我覺得成績怎樣都無所謂，只希望孩子身體健康。如果希望能滿足像這樣隨時都在改變的願望，可能會成為連上帝和佛祖都覺得厭煩的人，這些神明可能還會告訴你：「你是學不會嗎？」

我最近在做很多人都覺得困難的事，那就是天天發呆，這不是要混日子的意思，而是想輕鬆過日子，也是為了把精力集中在自己想做的事情上，我不想浪費寶貴的時間，不想再竭盡全力改變無法改變的事。

我不再為了將來能過上好日子，而讓現在的自己耗竭。無論是質疑現狀是否有問題時，或是心情不好想遠離一切時，我都選擇把握當下。

昨天預訂去京都的機票時，隱約聽到了除夕的鐘聲。新年初始，我和孩子就到京都進行什麼都不做的無聊旅行。我們沒做任何計劃就離開了，每天清晨，我都會發現世界上有很多比去圖書館佔位置更有價值的事。這是個讓我領悟到，即使享樂也不會發生壞事的旅行，也是徘徊在京都狹窄巷弄裡的蟋蟀之旅[4]。

　　那趟旅程中，我思考自己究竟擅長什麼，同時也想著等一下要吃什麼、要做什麼，想著、想著，那些讓我糾結並熬夜的煩惱，全都拋到腦後了。我漫無目的卻踏實地走著，並遇到了意想不到的美麗風景。

　　我思考著看似瑣碎的事物，並希望像在喧鬧的地方埋頭讀書的人、長時間凝視窗外的貓、獨自在人煙罕至的小徑上散步的人一樣，過著平靜的生活。我希望成為平時雖然看不到，但默默在某處發光的人，我想要安靜且悠然自得的生活，並希望不論何時都能如此。

---

[4] 譯註：藉由《螞蟻與蟋蟀》的寓言故事比喻此次的享樂之旅。

今天也順其自然吧！

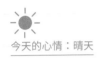

今天的心情：晴天

　　我從很久以前就想過著高雅的生活，對高雅生活的慾望，也許源自於非常清楚在不高雅的生活中，是一種什麼樣的心情。我的生活雖然失敗，但我希望孩子可以過上高雅的生活，這是我懇切又世俗的願望。

　　這些慾望始終無法平息，並以可怕的氣勢蔓延，同時偽裝成支撐我每天活下去的能量，我被這些虛假的慾望矇騙了很久。

　　有些人常說自己有一種獨自被拋向世界的感覺，我和孩子被遺棄在巨大的世界後，我才明白了這句話。我們被平時不相信的上帝遺忘了，這樣的想法束縛著我。

　　我把心思全部放在被拋棄的我和女兒身上，並開始執著難以遠去的不安和憂鬱，彷彿過著每天都是憂鬱星期一的日子。

我的生活每天都會出現不同的問題，但我無處可問，即使問了，也只有空洞的答案。即使渡過了無數個各自在房間哭泣的黑夜，我們的黎明依舊遙遠。

　　在如此多的不眠之夜裡，安慰我的是比我先說出憂鬱及不安的文章和書。躲在深黑的書影背後，我的痛苦減輕了，我也從文章中得到了安慰。現在回想起來，再也沒有比這更幸運的事了。

沒有第二次。

現在是如此，

今後也會是如此。

我們出生時沒有任何練習，所以死亡時也沒有任何訓練，

那些艱難的日子，

為什麼和無謂的不安和害怕混在一起？

你存在，所以會消失，

你消失，因此美麗。

　　　　　　　維斯拉瓦・辛波絲卡 (Wisława Szymborska)

未經練習就出生，還沒接受訓練就死亡的人生，居然是美麗的！我在說明希望的句子底下畫線，並加上一、兩顆星號。一點不安和憂鬱算什麼呢，我怎能把痛苦的日子當作自己的宿命！

　　我現在決定不再尋找意義了，我的心中產生了如果不再尋找意義，真正有意義的生活就會復甦的信念。我不期望苦難和痛苦消失，即使這些東西仍然離我們很近，我也不會再像以前一樣，如同立在迎風面被撕裂的旗幟一樣，毫無防備地被吹打。

　　有些人會問陷入憂鬱的我和孩子，是什麼重重地壓住我們，我們還是回答不知道，這很難說清楚。

　　孩子現在早晚還是要吃藥，與憂鬱同行，但是我們不再像以前那樣絕望了，雖然憂鬱離我很近，但我還是可以感受到微小的幸福，並學會帶著擔憂生活。我們會一起想晚餐菜單；不知道是甜點店的休息日，特地前往，看到玻璃門上掛著「定期公休」四個字時，我們會感到失望；我們感受著這些情緒，過著平凡的日子。

這樣的日子就很好了，我已經別無所求。

雖然我上了年紀，但有時還是不太懂事，也有很輕率的時候，此時朋友貝香會主動伸手幫忙。每當因為寫作而疲倦時，她會鼓勵我，讓我知道我做得到，並使我鼓起勇氣。我想向她表達謝意。

我也很感謝看不下去我為了寫自白書而絞盡腦汁的模樣，所以不斷端冰滴咖啡給我喝的老公。最後，我想向把我這些不像樣的文章合為一冊出版的 Edam Books 出版社的所有員工表示感謝。

最重要的是，謝謝女兒讓我在日常生活中，發現一些平凡卻閃耀的事物。

2020 年 3 月

在睡著的貓旁

文經文庫 330

我今天也要看女兒臉色

觀察憂鬱症女兒的媽媽日記：明天或許也是多雲偶雨，那就順其自然吧！

作　　　者	金雪（김설）
譯　　　者	陳宜慧
副 總 編	鄭雪如
主　　　編	謝昭儀
行銷企劃	陳苑如
封面設計	謝佳穎
版面設計	何仙玲

出 版 社	文經出版社有限公司
地　　　址	241 新北市三重區光復一段61巷27號8樓之3
電　　　話	(02)2278-3158、(02)2278-3338
傳　　　真	(02)2278-3168
E – mail	cosmax27@ms76.hinet.net

印　　　刷	永光彩色印刷股份有限公司
法律顧問	鄭玉燦律師

오늘도 나는 너의 눈치를 살핀다
Copyright @ 2020 by Kim Seol
All rights reserved.
First published in Korean by Korean Studies Information Co., Ltd.
Chinese translation copyright @ Cosmax Publishing Co., 2021
Published by arrangement with Korean Studies Information Co., Ltd. through Arui SHIN Agency
& LEE's Literary Agency

發 行 日	2021 年 6 月初版　第一刷
定　　　價	新台幣 360 元

Printed in Taiwan

國家圖書館出版品預行編目 (CIP) 資料

我今天也要看女兒臉色：觀察憂鬱症女兒的媽媽日記
：明天或許也是多雲偶雨，那就順其自然吧!/ 金雪著 . --
初版 . -- 新北市：文經出版社有限公司 , 2021.06
　　面；　　公分 . -- (文經文庫；330)
　　譯自：오늘도 나는 너의 눈치를 살핀다
　　ISBN 978-957-663-797-1(平裝)

1. 憂鬱症 2. 通俗作品

415.985　　　　　　　　　　　　　　110005968